の架け橋に

―歯科医つれづれ記―

安田　　登

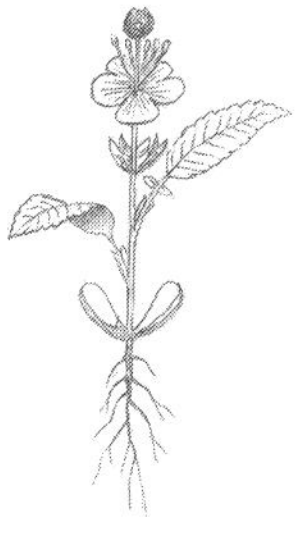

一般財団法人　口腔保健協会

扉のイラストは、ゲーテの「植物の原型と変態」の概念に基づいて描かれたA. K. von Marilaunによる『ゲーテの原植物』（一八八八）の図一部改変

はじめに

日本、中国、韓国、この東アジアに位置する三つの国に住む人々はよく似ている。生活様式、性格、言語などはともかく、姿、形は本当によく似ている。最近では、中国、韓国の経済的発展の影響か、日本にも両国から多くの観光客が押し寄せているが、その人々を外見だけでどこの国の人と見分けるのはかなり困難である。

最近、中国を旅した姪から気になる話を聞いた。中国でも同じように日本や韓国から観光客が行くが、その観光地の売店では日本人と韓国人を見分けるのに歯を見るという。きれいな歯が整っているのが韓国人、そうでないのが日本人だという。さらに、日本人は中国人よりも悪い、つまりこの三国間で最も歯がきれいでないのが日本人というわけだ。

え～っ！　それはないでしょう？　とほとんどの人が思ったのではないでしょうか？

少なくとも三国の中では国民一人当たりの所得は日本が最も高く、経済的にも恵まれているはずである。でも私は、観光地の売店の人が考えていることは正しいかもしれないと思った。常々日本人の歯は世界で一番貧弱だと思っているし、患者さんにもそのように説明している。それが証拠に、首相をはじめとした政府の高官が国際会議などに出席するのをテレビで見ても、他の先進国首脳に比べるとあまり立派とは言えない。テレビに登場するタレントさんでも歯並びが悪かったり、いかにも直しましたと言わんばかりの歯を見かける。

じゃあ、低開発国の人たちより口の中の状態が悪いのかという反論もあろう。しかし、食べるものもない低開発国の人たちの口の中は驚くほどきれいなのである。つまり食べるものが十分でないが故にむし歯になっていないのである。まあ、世界中旅した訳でもないし、世界の人々の口腔内をすべて見たわけでもないので、あくまで私の主観的な見方にしかすぎないのだが。

では、何が日本人の歯を世界で最も貧弱と思わせているのだろう。日本は先進国だし、歯科医の数だって多いし、技術だって高いという評判なのに。私の推論はむし歯の数や歯周病の罹患率などを指している訳ではない。むしろ、WHOのデータを見れば日本はまあまあよい成績を示している。つまり、貧弱と言っているのは口の中の健康に対する自覚、歯が持つ社会性に対する認識である。見栄えひとつとっても、歯が脇の方から生えていたり、銀色の被せ物、詰め物、さらには歯の色からほど遠い差し歯などが、口中、所狭しと並んでいたりしてもあまり気にしない。もっとも、周りを見てもみんな同じようだから、それが悪いとも、おかしいとも思っていないのかも知れないが。

むし歯かなんかで歯科医院に行けば、大体の人は口を大きくあけて、ただ単に歯科医にされるがまま。終わって、口を覗けば銀歯がきらり。「ありがとうございました」と言って歯科医院を出ても、他のやり方を知らないから、治療そのものに疑問を挟むことなんかまるでない。かくして、口を開ければ銀歯がきらりという日本人があちこちに出現する。

どうしてこうなってしまったかお分かりでしょうか？　こう聞くと「たいして興味もないから分からないし、大体治療は全部先生に任せてあるから。それが何か悪いんですか？」と逆に質問をされてしまう。

ご承知のように日本は、世界に冠たる皆保険制度を持つことで知られ、誰もが、どこの病院にでもかかれるフリーアクセスを誇示している。素晴らしい制度ではあるが、残念ながら十分とは言えない診療報酬のために、歯科では一時間に三～四人もの患者さんを診なければ経営が成り立たない。むし歯をはじめとした歯科の病気が減少しているのに、歯科医師は着実に増加し、過当競争で歯科医院の経営は益々厳しくなってきた。五人に一人は年収三〇〇万円以下のワーキングプアと言われている位だ。

まあ、歯科医院の経営が厳しかろうが、ゆとりがあろうが一般の方には全く関係のない話だし、治療費が安くて済むのならそれに越したことはないので、一見何も問題はなさそうに思える。ところがこれが結構問題なのである。すぐに思いつくのは過剰診療といわれるものだ。日本の健康保険診療報酬は出来高払いといわれるもので、行った治療行為だけに報酬が支払われる。ということは、これはなんでもないですよ、ちょっと様子を見たらいかがですか？　という場合は歯科医には一円の報酬もなく、せいぜい初診料か再診料を頂けるだけである。

そうすると、経営が極端に困っていれば、ついついやらなくてもいいことを行ってしまう可能性もあろうというものだ。ほんの小さなむし歯も大きく削って詰める、生き残すことができるかもしれない神経をとってしまう、歯を抜いてしまうなどである。歯科医として、皆様のためになるべくよい歯を削らない、神経や歯を抜かない努力をすればするほど、歯科医に入る診療報酬は少ない。おかしいと思いませんか？

結果として、保険治療では説明もしない、短い治療時間の中で安易な治療法を選択し、多くの人たちは必要のない治療を受けてしまう。それが、残念なことに先進諸国の中でもまれにみる程、歯が貧弱な国民となってしまう原因である。

歯が汚いだけなら一向に関係ないかもしれないが、歯は手をつければつけるほど弱くなってしまい、次々と大きな処置を必要とする。最初は小さな詰めものだったのに、その脇からむし歯ができ、大きな詰めものに替えなくてはならない。それがまたむし歯になれば、今度は神経をとって冠をかぶせなくてはならない。それがだめになったら……。そう、次々とまるでドミノ倒しのようになって、やがては大きな入れ歯をするようになってしまう。

こういうことってご存知でしたか？　そう皆様に問いつつ、確かに一般の方々へ向けた歯科の情報があまりにも乏しい事に気が付く。本屋さんに行けば溢れんばかりの本があり、インターネットがこれだけ普及しているのに、本当に欲しい、歯科医の私からすれば本当にわかって頂きたい情報が少なすぎる。情報があっても、「驚異の治療、○○インプラント」、「これで歯周病は完治する」、「生薬からできた歯磨きで歯槽膿漏よさらば」的な、何の根拠もない治療法を紹介するものが巷にあふれている。

本書は、読売新聞夕刊の医療欄に連載したコラム（二〇〇七年八月〜二〇〇九年一月）に一部を書き足し、正しく歯科を理解して頂きたいと願って著した本である。出来るだけやさしく、出来るだけわかりやすくをモットーに書いたつもりである。日々、診療しながら、通勤中などに、ふと目にした風景や聞こえてきたことなどを歯科医の視点で解釈してみたらこのようなコラムが出来上がった。歯科にかかわる人たちすべての方に、違った視点での歯科とのかかわりを感じていただきたいと思っている。

また、患者さんの皆様にも無駄な歯科治療を受けないために、八〇歳になっても二〇本以上の自分の歯を残そうという「8020運動《ハチマルニイマル》」を成就し、サクセスフルエイジング（幸福な老い）を迎えるためにも、ご一読頂ければ幸いである。

さあ、もうこれで中国観光地の売店のおばさんに、日本人の歯が一番汚いなんていわせない！

目次

第二部　海外留学のすすめ

第一部　歯科医と患者の架け橋に

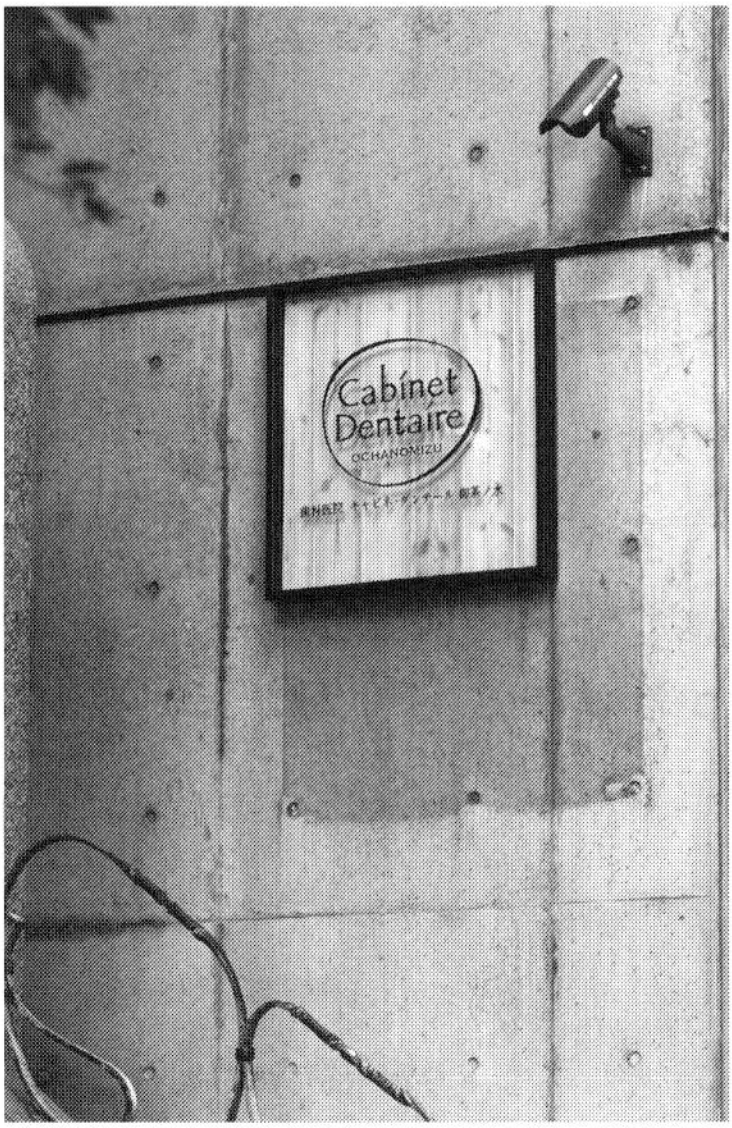

歯科医院　キャビネ・ダンテール　御茶の水

一　保険か自費か　それが問題だ

たまにはにぎり寿司でも食べようかと、すし屋に行く。店の人から、「松、竹、梅とありますが、どれにしますか？」と聞かれる。人間の心理で、こういう場合多くの人は中間の値段の「竹」を選択する。松を頼むほど懐は豊ではないけれど、一番下の梅というには、なんとなく抵抗があるし、夢もないと思うからである。

ところで、むし歯や入れ歯の治療で行った歯科医院で、こんなことを言われた経験はないだろうか？　エックス線や何やら検査が一通り終わった後、いきなり「ここは保険にしますか？　それとも自費にしますか？」と聞かれる。口を開けたままで質問されることも多いが、なかなか返事がしにくい。そもそも歯の治療に保険と自費とがあるのも知らず、さらには保険と自費の内容の違いが、全く分からないからである。

椅子を起こして貰い、「保険と自費とでは、どう違うのですか？」とか、「自費の方がいいんですか？」などと質問する。そりゃまあ、どちらがいいかと言われれば、お金はかかるけれど、自費の方がいいに決まっている。少なくても歯科医学的見地に立てばである。ところが日本の歯科治療費、保険は世界でもまれに見る安さだが、自費はほぼ世界一の高さである。

つまり、ものすごく安い保険治療と、ものすごく高い自費治療のどちらにするかと問われているのである。いい物を入れて欲しいのはやまやまだが、これでは簡単には答えられない。値段を聞けば、むやみに自費を選ぶわけにもいかず、結局は何か悪いことをしたかのように、ついつい小声で「保険で結構です」となる。

厚生労働省は、贅沢を望まないのならば、保険治療ですべて満足のいく治療が可能であるとしている。その言葉に間違いはないが、残念ながら、そこには時間の観念が全くない。つまり、十分な時間をかけて説明し、丹念にやればやるほど、歯科医に経済的負担がのしかかってくる仕組みである。そこで、ついつい一時間に三〜四人の患者さんをみる羽目になる。治療椅子に患者さんを座らせたまま、あちこ

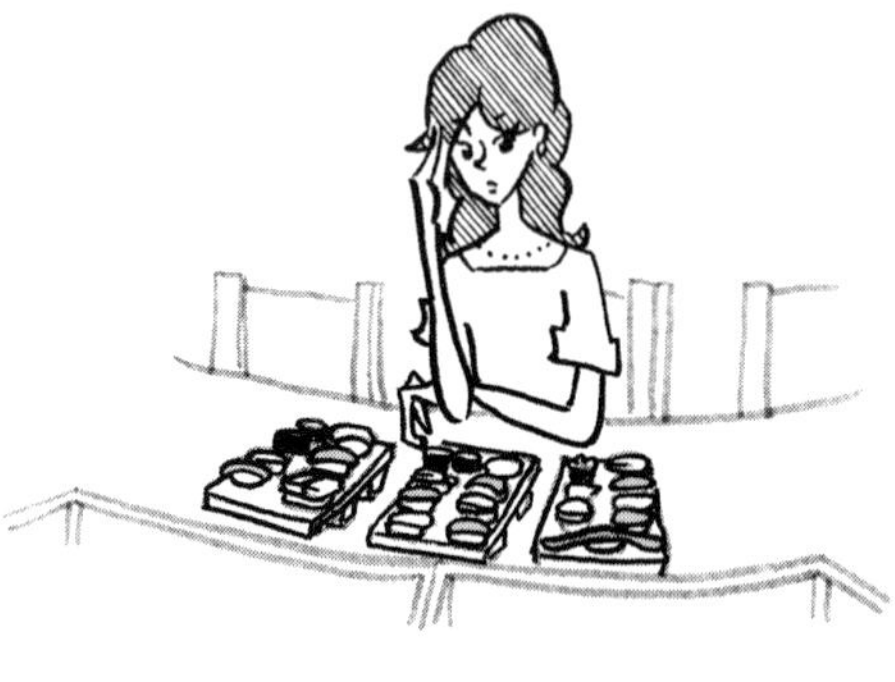

ち駆け回っている歯科医をご覧になったこともあるだろう。これでやっと歯科医の生計が成り立つのだが、残念ながら、これでは患者さんの満足が得られない場合が多い。

歯科治療はすべて自費にしなさいなどと言うつもりは毛頭ないが、あまりに安い保険治療費と、あまりに高い自費治療のアンバランスが歯科医療を誤った方向に導いている気がしてならない。保険ですべてをという理想論は分からなくはないが、このままでは、患者さんはもちろんのこと、歯科医も満足のいく治療ができないのでは。

保険か自費かと問われれば、今のところ、自分の懐事情を考えてどちらかの治療法を選択しなさい、としか言いようもない。

「松」と「梅」だけの日本の歯科治療に、選択しやすい「竹」もあるとよいのだが。

二 「お任せします」は危険

「たこは冬！」。凧《たこ》ではなく、食べる方の蛸《たこ》である。出版社に勤務するいとこが、ミシュラン・ガイドブックにも載るほどに有名なすし屋で言われた言葉だ。知り合いと楽しく食べている最中、たこを注文すると、主人から何が気に食わなかったか、いきなり冒頭のセリフを言われた。

たこを食べるのは冬が旬だということを言いたかったのだろうが、一瞬、友人との談笑も凍り付き、気まずい思いで早々に店を後にしたらしい。美味しいと評判の店でも、会話一つで、砂を噛むようにまずくもなる。

歯科医院においてもしかり、説明不足、コミュニケーション不足、理解不足などなどが相まって、歯科医と患者が気まずくすれ違う。

「前の歯科医院で歯を抜かれてしまったんです」、「知らないうちに歯を削られて、気が付いたら、ここが銀色になっていたんです」などと、患者さんから、全く納得できないような調子で言われることがある。それが一人や二人ではなく初診の患者さんの多くからである。

ちょっと、ちょっと、本当ですか？　納得できないのはこちらの方である。それが本当なら犯罪じゃないですか。傷害罪で訴えられてしまいますよ。

もちろんそんな訳はないだろうが、歯科医側としては、患者さんにそう思わせてしまうこと自体問題である。抜かれた歯は、間違いなく歯科医学上の基準では抜歯の適応だったのであろう。そうだからといって、患者さんに説明しないで抜いてよいというわけではない。「気が付いたら銀色だった」なんて言葉だけはロマンチックだが、これまた患者さんとしてはやりきれない。歯は白いものと思っているのに、いきなり銀色である。納得するわけがない。

歯を抜く場合でも、歯を削る場合でも本来は歯科医と患者との間で契約が出来ていたはずである。ところが歯科医の説明が、どこまで患者さんに通じていたかは分らない。とくに保険治療では説明に対する報酬がほとんどないため、歯科医側も十分に説明をしていないことが多い。長い間患者さんを診ていると、患者さんの不満は治療そのものよりも、治療に対する説明不足に向けられることが圧倒的に多い。

患者さんの中には「全部、お任せします」といって下さる方もいる。まあ、それはそれでありがたいのだが、「お任せします」と言ったのに、思った通りに進まないと、掌《てのひら》を返したように文句をいう人もいる。今度は歯科医の方が納得いかない。

治療方針の最終決定は必ず自分で行い、「お任せします」はお互いに最も危険と心得るべきである。それにしても、抜かれてしまったはないでしょう？

【解説】 インフォームド・コンセント

医療が医師中心主義（DOS：Doctor Oriented System、父権主義：Paternalism ともいう）から、患者中心主義（POS：Patient Oriented System）に移行するに従って、医師は患者に対して医療に関する説明を強く求められるようになってきた。それに伴って医療界には「インフォームド・コンセント」という言葉が登場した。厚生労働省ではこれを「説明と同意」と日本語にしたが、残念ながらこれでは英語の真意が充分に伝わらず、必ずしも良い訳語とはいえない気がする。これでは術者側が、「これからこうこうこういう処置を行いますがそれでよろしいですね。よろしかったらここにサインをして下さい」みたいな感じがする。依然として医師中心主義の、半ば医療の押しつけに近い。

「インフォームド・コンセント」とは、

①病名と症状
②予想される検査や治療についての目的と内容
③その成功の確率、また予想される結果とそれに伴う危険性（副作用など）

④それ以外の可能な治療方法
⑤検査や治療を受けないことにより予想される結果（治療拒否権）
等を医者が患者に対して説明し、これらに関して患者が納得し、同意あるいは拒否を行うとされている。だから自分が行おうとする治療だけを説明するのでは昔と何ら変わることはなく、必ず治療に対するいくつかの選択肢を示さなくてはならない。

「インフォームド・コンセント」は主にガンを始めとする重篤な疾患に対してのみ行われ、歯科ではごくまれなことと感じるかもしれない。しかし、医療を円滑に進めるために、また治療後の結果に患者さんに満足をしてもらうためにも必要なことである。

例えば、下顎の6番が欠損して咀嚼障害、発音障害、あるいは審美障害を起こしたとする。これらの障害に対する処置には以下の五つの選択肢がある。
①何もしない、②一本義歯を装着する、③接着ブリッジ、④従来型のブリッジ、⑤インプラント。
上記処置は身体に対して優しい順に並べてあるが、得られる効果、つまり咀嚼効率、審美性の回復はむしろ逆の順になる。これらの一つひとつに対して詳しい説明をした後、患者に選択をしてもらう。自分がやりたいからといって、間違っても「ここはインプラントがベストです」などと言ってはいけない。疾病ではなく障害と考えるべき「歯の欠損」に対する処置は、生活（QOL）モデル（障

害モデルともいう）で行い、ターゲットとしては日常生活動作能力（activities of daily living）の回復を目指すが、治療に当たっては常に生活の質（QOL）の向上を念頭に行わなくてはならない。

一方、患者さんもいかに信頼している歯科医だとしても「すべてお任せいたします」というのは感心しない。自分の歯の状態は今どうなっているのか？　そのまま放置しておいたらどういうことになるのか？　どういう治療法があるか？　それらの費用はいくら位かかるか？　保険診療が可能か？　などなど、治療を開始する前には必ず歯科医師に自分の疑問点を確かめておかなくてはならない。昨今はインターネットの普及が著しいのでおおよそのことは理解できるので、歯科医の説明を受けた後、自分で調べておくのもよいであろう。

三　齟齬《そご》をきたす―右と左と自分の歯

「齟齬をきたす」。意見の食い違い、考え違い、思い違いなど、要は相手と噛み合わないことである。「現在の経済情勢に対して、政府と日銀との政策には齟齬をきたすことはない」なんて、どちらかというと、政治家が記者団に政策の違いを追及されたときの、逃げの答弁に使われることが多い。

歯科治療においても、患者さんと歯科医との間には齟齬をきたしていることがある。最近ではインフォームド・コンセント（説明と合意）の言葉どおり、歯科医も治療に対する説明を十分に行うことが義務付けられているが、両者が全く思い違いをしていたら何の意味もない。

まずは、右と左の食い違いがある。歯科に限らず医療では左右の別は患者さん側からみて判断する。つまり患者さんの右手側にあるのを右、左手側にあるのを左という。この辺りは何の齟齬もきたさないと思うのだが、中には正面から歯科医が覗き込むと、歯科医側から見た左右を丁寧にも言ってくれる人がいる。

「右の奥歯が、どうも噛むと痛いんです」と左側を押さえながら言う。「ああ、左ですね？」

とこちらが間違いを正して言うと、「いや、右です」。左右反対の歯を削られたら大変だから患者さんも必死である。さすがにどんな歯科医だって、間違っても左右反対の歯を削ってしまうことはない。

しかし、自分で診察もしないで患者さんが言う左右を鵜呑みにして、エックス線撮影や歯石除去などを依頼する場合にはとんでもない間違いを起こす可能性がある。ですから、何も歯医者に気を使って左右反対をいってくれる必要は、こういう時に限っては全くない。

次に多いのは、「自分の歯」に対する認識の違いである。患者さんの多くは、自分の歯といえば全く手を付けてない、生えた時のままの歯を指していることが多い。むし歯処置後の詰め物はともかく、差し歯や被せ物については自分の歯という感覚が全くなく、うその歯とか、ニセモノの歯という表現が多い。

だから、「いやあ、もう自分の歯が一本もなくってしまって」という患者さんが、私が見ると立派に自分の歯を二〇本以上も持っていることがある。歯科医が言う「自分の歯」とはまだ抜いていない歯のすべてを言う。つまり根だけでも残っていれば、差し歯であろうが、被せ物であろうが、それはすべて自分の歯なのである。

先日、「先生、インプラントにしなくてはだめですか?」と聞かれた。はて、どの歯のことかと思って口の中をのぞいたが、歯が抜けた部分はどこにもない。「他の歯科医院で言われたんですけれど」。つまり自分の歯である差し歯を抜いて、そこにインプラントをしようという話らしい。念のため、インプラントは歯がないところに、人工の歯根を埋め込む手術でずっと高額である。

患者さんは、差し歯そのものが自分の歯という感覚がないので、骨の中に埋め込むインプラントも同じ類のものと理解しているようだ。「自分の歯」を正しく理解していないと、知らないうちに根を抜かれて、高いインプラントを埋められているなんてことも起こらないとも限りませんよ。おー怖い！

四　続・齟齬《そご》をきたす―ブリッジと部分入れ歯

先日、久し振りにいとこが訪ねてきた。ひとしきり昔話に興じた後、唐突に「ところで、ノボルさん、近頃女の子がやっているブリッジってどう思いますか?」と質問してきた。「うん?　ブリッジ?」。「そう、前歯のブリッジ」。私はキョトンとしてしまった。セラミックの事かな?　それとも、インプラントのことかな?　などなど思いをめぐらしていた。いとこは、「最近、流行っているんですよ、いい年をしたおばさんまでやっていてね」。益々、混乱してきた。大体、ブリッジは流行るとか、流行らないとか言うものではない。いい年をして、という年齢制限もあるわけでもない。「だから、前歯のところにワイヤーが入っている、あれですよ」。どうやら、いとこがいうブリッジとは歯列の矯正装置のことを指していることがようやく分かった。それも歯を動かした後に、後戻りを防ぐためにつける装置のことらしい。

念のため説明すると、歯科で言うブリッジとは、歯が抜けた後を補う手段の一つで、抜けた部分に隣り合った両側の歯を削り、まずは二つの被せ物を作る。次に、これらの被せ物に「橋＝ブリッジ」を渡し三つのパーツを一体化した後、歯科用セメントで歯に固定する。だから普通は自分でははずせないものである。

この話をカミさんにしたら、むしろ逆にびっくりされてしまった。「えっ！　そうなの？自分ではずせないの？」。ちなみにうちのカミさん、歯医者の娘で、もちろん歯医者の女房である。まあ、抜いた歯もなく、もちろんブリッジの経験も全くないので、正確に理解できないのは、むしろ当然なのかもしれないが。

カミさんと同じように、取り外し式の小さな入れ歯を、ブリッジといっている人は比較的多い。しかし、入れ歯は大きくても小さくても入れ歯、それも基本的には取り外せるものである。その中で、歯がすべてなくなったときにするのが総入れ歯で、一本でも自分の歯が残っていれば、そこにする入れ歯は、すべて部分入れ歯という。

歯が一〜二本抜けた程度の部分を補うには、ブリッジでもいいし、小さな部分入れ歯でもよい。それぞれ一長一短があり、ブリッジは固定されている分よく噛めるし、見た目もいい。しかし、両隣の歯をたくさん削らなくてはいけない、清掃しにくいという欠点もある。部分入れ歯は、その反対に噛む能力が減少する、バネが外から見えてしまうなどの欠点があるが、歯を少ししか削らないで済む、自分で外せるから掃除が容易などの利点がある。

ブリッジと矯正装置を勘違いしているうちは、あまり害がないが、自分では取り外しのものを入れたつもりなのに、全く取り外しの出来ないブリッジが入っていた、なんてこともあるかも知れない。もちろん、その逆だってありうる訳である。
いずれにせよ、的確な治療を受けるために、歯医者さんと齟齬をきたさないためにも、よく話し合うことが大切ですね。

【解説】 齟齬をきたさないために

前回と今回、歯科医と患者さんとの思い違い、齟齬をきたすことについて述べたが、多くは歯科医の説明不足、患者さんに対する理解不足から生じることが多い。患者さんがとんでもないことを言うのは、いわば素人だから当然のことであって、歯科医はその言葉をうのみにしてはいけないし、まして怒ってもいけない。

前回の右と左の違いでも、患者さんが右と言ったら、「右ですね」と言って、患者さんの訴えている部位を指さしてあげればよい。そうすれば右であろうと、左であろうと術者が誤ることはないであろうし、エックス線撮影や歯石除去を依頼するときでも術者が完全に把握しておけば全く問題はない。この際だから、患者さんには正しい言い方を教えてあげれば、親切この上もないし、患者さんは今後間違えることもなくなるであろう。

・ブリッジと部分入れ歯

歯が抜けて欠損を生じた場合に行われる代表的な二つの処置方法である。最近では骨に直接埋め込むインプラントが登場し、話題を集めているが使用頻度は依然としてブリッジと部分入れ歯の方が圧倒的に多い。

簡単に両者の違いを述べるならば、ブリッジが歯から外すことができない固定式であるのに対して、部分入れ歯は外すことができる着脱式である。また、咀嚼力を歯だけに依存するのがブリッジであるのに対して、部分入れ歯は顎堤にも負担を求めている。

歯の欠損にどのような処置を選択するかは患者さんに優先権があるが、歯科医はそれぞれがどのような性質をもち、どのような場合に多く用いられるかの適切な説明が必要である。

一般に小さな欠損には審美性、強度、咀嚼効率の良さなどを考慮してブリッジを優先することが多い。そしてブリッジでは賄いきれない多数歯欠損、遊離端欠損には部分入れ歯を勧めるのが普通である。しかし、これはあくまでも一般にはであって、患者さんの年齢、置かれている環境、患者さんの要望（費用の点も含む）、歯の植立条件（方向、位置、動揺度等）などなどを考慮して最も適切と思われるものを選択する。それを十分に説明したうえで、繰り返すが最終的な決定権は患者さんにあることを忘れてはならない。

五　チームワークでよい仕事

チームワーク。う〜ん、いい響きだ。野球、サッカーを始めとした団体スポーツはもちろん、どんな仕事でも優れた成果を得るためには欠かせない。ひとりでは難しくても、お互い助け合えばよりすぐれた結果を生む。個々の力が比較的弱い日本人には最も適した動作かもしれない。そういえば、テレビでスポーツ観戦をしていると、弱いチームの監督は決まって、「チームワークで何とか相手を倒します」なんて言っている。

確かに、チームワークがよい職場は見ていて気持ちがよい。その反対に、仲間同士の意思の疎通が図られていないときは最悪だ。先日、友人と小料理屋に行った。板前さん、見習いと思わしき青年、それとサービスをする若い給仕の人が働いていた。まあ、それぞれ修行中なのかと思うけれど、板前さんの思うとおりに動いてくれない。勢い板前さんはいらいらしっぱなし。怒鳴り声こそないものの、不満そうな様子はこちらにも容易に伝わってくる。こうなると、客である私達は、酒も料理もうまくない。

もちろん歯科医院でもチームワークは重要だ。受付から歯科衛生士、歯科技工士、歯科助手等々、スタッフ一同で息のあった動きをすれば、当然のことながら患者さんにも雰囲気は伝わり、気持ちよく治療を受けてもらえるというものだ。

　歯科衛生士というのは、歯科医院で看護師さんのように働いている人達のことだ。ほとんどは女性だが、わずかとはいえ男性がいないわけではない。歯科医院では歯科医の治療を補助することも多いが、もっと大切な仕事はむし歯や歯周病にさせない、つまり予防に関することである。歯石除去やクリーニングをしてもらった経験のある人も多いことだろう。中には歯の磨き方が悪いと厳しく指導を受けた人もいるのでは。

　歯科技工士は、歯科医が型採りして作った模型に、精密な詰め物や被せ物を作る仕事をしている。もちろん入れ歯も作る。ただ、患者さんを診察することは法律的に禁止されているので、患者さんの雰囲気にぴったり合った義歯を作るのは容易でない。だから、何よりも歯科医と歯科技工士との信頼関係が重要になる。

　歯科衛生士が口の中をきれいにする。きれいになったところで、むし歯があれば、歯科医がその部分を削って型をとる。それからは歯科技工士の役割だ。このようにそれぞれが役割分担を持って仕事をしている。したがって、お互いのチームワークが十分に取れていないとよい仕事ができない。

　院長とスタッフの関係がよくない歯科医院は、避けた方がいいかも知れませんよ。

【解説】チーム医療の重要性

歯科医院におけるスタッフ、あるいは歯科医療を行うスタッフ構成は、いずれも国家資格が必要な歯科医師、歯科衛生士、歯科技工士と、資格を必要としない歯科助手、受付が一般的である。さらに大きな病院であれば放射線技師、薬剤師、臨床検査技師なども含まれるが、ここでは一般的な開業歯科医院のスタッフのチームワークについて述べよう。

歯科衛生士の資格は第二次大戦後、一九四八年制定の、また歯科技工士はそれより遅れること七年の一九五五年に制定された法律によって、それぞれ国家資格となった。それ以前は、歯科医療は歯科医師が何から何まで単独で行うことが普通であった。それは歯科医療が現在に比べると極めて単純で、むし歯の処置（修復、根管処置も含む）、抜歯、入れ歯の製作くらいに限られていたからと考えられる。

それが、歯科医療が進歩し、複雑になってくるに従い歯科医一人では十分な治療を行うことができなくなり、歯科衛生士、歯科技工士が専門性をもって独立した職種として誕生したのであろう。ただ残念なことに、誕生初期はそれぞれの職種の独立性が重視されず、長い間、歯科医の傘下に入り歯科医の仕事を補佐するに過ぎなかった。現在では、それぞれの職種が並列して存在し、それぞれの立場から意見を述べる重要性が指摘されている。今までのような、仲が良ければそれでよいのではなく、医療の質を高めるためにもそれぞれが、それぞれの分野の知識と技術を高め、意見をぶつけ合ってこそ優れた医療へ導かれると考えられる。

最近ではインプラントを始めとした外科手術を伴う治療が多くなってきているため、麻酔専門医が麻酔の導入を行うこともよく聞かれる。さらには、歯科の各分野が細分化し、それぞれの専門医が意見を出しながら治療を進めることもある。例えば、歯冠補綴を行う際、根管処置は歯内療法の専門医に、歯周組織の管理を歯周病専門医に任せるなども行われている。歯科医療が高度になればなるほど真のチーム医療が必要となる時代を迎えている。

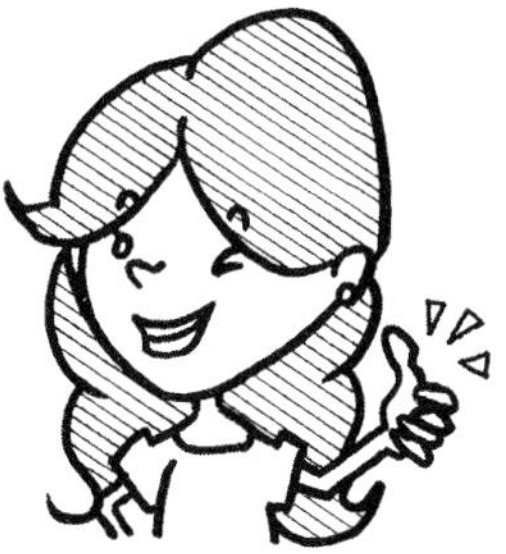

六　過ぎた治療　及ばざるが如し

少し前の話になるが、日本のマラソン選手は練習のしすぎだそうだ。事故のため若くして亡くなってしまったが、北京オリンピックで金メダルを取ったケニアのサムエル・ワンジル選手の言葉だ。日本の高校、企業に在籍していた選手だけに、その言葉の響きは重い。もっとも、ワンジル選手とは生まれ育った環境も違うし、もって生まれた身体能力はもっと違うだろうから、もちろん素直にこの言葉を鵜呑みにするわけにはいかないが。同じ北京オリンピックで猛練習に励んだ日本代表選手がよい結果を残せなかったことは、結果的には「過ぎたるは、なお及ばざるが如し」であったのかもしれない。

翻って歯科医療に目を転じてみると、歯科の病気は自然に治るものは少なく、一定レベルを超えてしまえば治すことが不可能な障害として考えるべきものが多い。むし歯、歯周病、また歯を抜いた後の欠損もそうである。だからこそ、罹らないこと、つまり予防が大切であることは多くの人が指摘しているところである。

近年の歯科治療は学問の進歩、技術の開発により画期的に発展している。しかし、歯科の病気が治り難いものであることが本質的に変わるものではない。自分の歯をできるだけ守る、すなわち大きく削ったりしない、神経はなるべく残す、やたらと歯を抜かないことが理想の歯科治療であることは多くの歯科医が認めている。世界的な共通認識として理解されているミニマル・インターベンション（体にあまり傷をつけないで治療を行うこと＝歯科では最小限の侵襲と訳されている）の言葉は、まさに歯科治療が完璧なものではないことを物語っている。

「過ぎたるは、なお及ばざるが如し」は、歯科医としての私の座右の銘である。初期のむし歯もさることながら、歯が抜けた時も、なるべく最小限の処置を患者さんに勧める。歯科医療に何を選択するかは、大げさに言うならば患者さん自身の人生観に関わってくる問題であるからである。歯の治療も大切だけれど、その人にとってはもっと大切なものがあるかもしれない。それを歯科医が間違いと言うことはできないし、非難することもできない。

その意味からも歯科医療を選択するのは患者さん自身であることはすでにお話しした。皆さんも歯科医とよく相談して適切な方法を選択して、決定することをお勧めする。

【解説】 ミニマル・インターベンション

「ミニマル・インターベンション（Minimal Intervention：MI）」の語は、最初は他の分野で用いられていたようだが、現在では歯科分野で、それもう蝕治療で最も広く用いられている。この語が歯科の中で最初に用いられたのは二〇〇〇年にFDI（国際歯科連盟）によって報告されたレビューの中である（Tyas MJ et al：Minimal Intervention Dentistry—A Review, FDI Commission Project 1-97：International Dental Journal 50, 1-12, 2000）。

ここに書かれていることは、従来のう蝕治療のように削って、詰めれば治るというものから脱して、う蝕に至るまでの成因、予防方法、再石灰化に対する理解、接着性材料を用いた修復方法などが述べられている。これを基に、二年後の二〇〇二年にオーストリアのヴィエンナでFDIの政策声明（FDI Policy Statement）として、以下に示すう蝕管理における最小限の侵襲として発表された。

Minimal Intervention in the Management of Dental Caries
（う蝕管理における最小限の侵襲）

【原則】

一、Modification of the oral flora（口腔内細菌に対する対応）

二、Patient education（う蝕予防に関する患者教育）

三、Demineralization of non-cavitated lesions of enamel and dentine（う窩を生じていないエナメル質、象牙質の再石灰化）

四、Minimal operative intervention of cavitated lesions（う窩を生じている部位への最小限の侵襲による治療法）

五、Repair of defective restoration（不良修復物をできるだけ再製作しないでリペアを行う）

これらのミニマル・インターベンション（ＭＩ）の概念はう蝕治療にとどまらず、歯冠修復においては支台歯形成量の削減を生み出し、またラミネートベニア修復、接着ブリッジの臨床応用が拡大するなどの影響を与えた。これらのＭＩの概念の普及には日本から世界に発信し続けた「接着歯学」の進歩を抜きにしては語れない。

さらにＭＩの概念の発展はう蝕治療、歯冠修復のみならず、歯周病においては歯肉縁下歯石除去の妥当性に対する考察、また抜歯適応性の基準などにも影響を与え、歯科医療における過剰診療（オーバートリートメント）に対する警鐘として広まっていった。

七　よい歯医者さんを紹介して下さい

二〇〇七年の秋から、日本でもミシュランのガイドブックが発売されるようになった。初年度のミシュランガイド東京は、わずか三日で十二万部が販売され、売り切れの書店が続出した程だ。ご紹介するまでもなく、フランスのタイヤ会社ミシュラン社が作ったレストランとホテルのガイドブックである。旅行者のための単なるガイドブックが、なぜこんなに反響を呼んだかというと、星印で格付けされる評価が、レストラン、ホテルの客足に大きな影響を与えるからである。まあ、賛否両論あるが、知らない土地で情報を得るには格好の本であることも間違いない。

一方、歯科医院の情報はというと、いささか心もとない。星印もないし、ガイドブックもないから、歯を病んだ患者さんは、まさに行き当たりばったりで歯科医院を探さなくてはならない。私も多くの方から、「よい歯医者さんを紹介して下さい」と頼まれる。

ところが、よい歯医者さんというのがよく分からない。大体よい歯医者さんに対する定義がない。それに、人それぞれが異なる見解を持っているから、ややこしい。ある人は親切で優しい歯科医を、また、ある人は説明を十分にしてくれる歯科医をよい歯医者さんと呼ぶ。

さらには、痛くしない歯科医や、治療費が安い、アクセス、設備がよいことなどを条件に挙げる人もいるだろう。

でも、これらの条件は歯科医の治療技術とはあまり関係のないことばかりである。恐らく、技術が上手というのは、大前提として当然あるべきものとしているのであろう。つまり、よい歯医者さんとは、「技術が上手で、しかも優しい……」などと続くに違いない。

こういうよい歯医者さんを見つけるにはどうしたらよいのであろうか？　悪い事に医療機関は、当方は上手ですとか、素晴らしい設備を誇っていますなどの宣伝広告をしてはいけない事になっている。さあ、困った、見つける手段がないのである。こうなると、やはり口コミで情報を得るか、あるいは最近

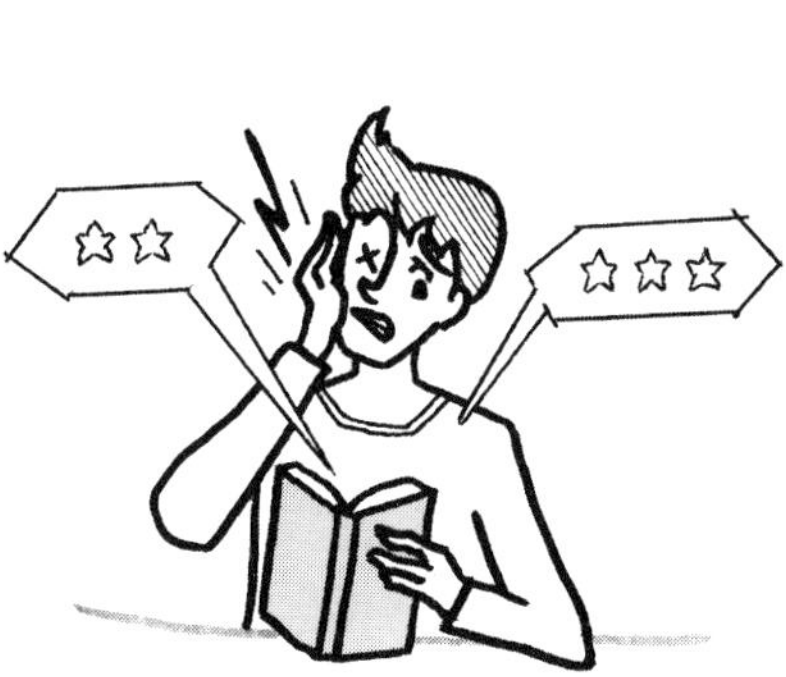

はインターネットが普及しているので、それで当たりをつけるしかない。

多くの学会で、専門医とか、認定医などの称号をつけて、その分野に秀でた歯科医を認定している。だから各学会のホームページを見ると認定された歯科医の名前の一覧がある。しかし、それぞれの学会が個々に認めているだけで、一般性がなく、これまたにわかには信じられない。臨床技術の試験をしているわけでもないので、技術が上手かどうかは分からない。もちろん説明が十分である、優しい、治療費、設備等の評価は知るすべもない。

つまり歯科医と歯科医院を評価し、格付けする方法がないのである。これでは、「よい歯医者さんを紹介して下さい」と頼まれることが、まだまだ続くことでしょう。

そう考えると、何だかんだいっても、ミシュランのガイドブックは便利かな?

八　なかなか普及しない歯科の新技術

以前、某生命保険会社の診療室に勤務していたことがある。東京のど真ん中、丸の内の窓からは皇居のお堀が見えるという、圧倒的に素晴らしいロケーションであった。診療時間も比較的余裕があり、まあ、歯科医としては天国みたいなところであった。私の時代には診察料の大部分を会社の健康保険組合が負担してくれていたから、患者さん、すなわち社員にとっても天国であったに違いない。

そんな訳で、比較的自由に治療をさせて頂いていた。大学病院勤務時代に修得した最新の義歯などを得意がって作っていたものだ。ところがある日、高松支社から電話がかかってきた。東京から転勤で高松に異動していた患者からだ。先生に作って頂いた義歯が調子悪くなって近所の歯科医院に駆け込んだのだけれど、経験したことのない義歯だから治すことが出来ないと断られたそうだ。すぐには東京に行けないし、義歯がなければ食事ができないのはもちろん、人と会うことも出来ない。ほとほと困って電話をかけてきたというわけだ。自分では大学病院で普通に製作していたから、この術式が国内で対応できないところがあるなんて夢にも思っていなかった。というより患者が自分の目の届かないところに行くことの想定が出来ていなかった。

結局、新技術で製作した義歯を、旧来からある技術で修理して頂いた。保険の効かない義歯だったから、処置して頂いた先生には大変な迷惑をおかけしたことと思う。得意げに義歯製作してきた自分の未熟さを大いに反省したものだ。

あれから十数年、義歯製作に新技術を用いることは大分少なくなった。まあ歳をとったせいで、目も腕も衰えてきたというのが正直なところかもしれない。歯科医療は慢性疾患とか障害に対する処置が多いので、完全に治ることが少ない。したがって、継続的に観察したり、いつかは修理を行ったり、作り直しをしなくてはならないことが多い。そうだとすると、その人だけにしか出来ない特殊な治療、修復というのはあまり塩梅がよくない。前述のように転勤してしまうこともあるだろうし、作った先生だって永久に現役で働いている訳にはいかない。

誰でも、どこでもできる治療法がベストなのだろう。それが保険診療だと厚生労働省のお役人は言うかもしれないが、保険治療だけでは患者さんはもとより、治療をする歯科医も満足できないことが多い。なぜか歯科では新技術が保険に導入されることが極めて少なく、自費診療としか認められていないことが多い。そうすると、新技術の普及は限られたものになる。

せいぜい長生きして、自分の患者さんは自分で責任を持ちたいものです。

九　歯の優先順位をもっと上げよう

人間、何もかも一度にはできない。したがって、自分で優先順位を決めて行動することになる。忙しくって病院など行けるかと言っていた人も、命に関わることとなれば医者の元に駈け付ける。しかし歯の場合は、痛みや腫れがよほどでない限り、後回しになる。残念ながら、優先順位はかなり低いといわざるを得ない。

私が都内の歯科医院に勤めていた頃の話である。遠距離から通ってくるある患者さんの歯の健康管理を、小学校に上がる前からしていた。歯石をとって、フッ素を塗布、歯磨きの方法から、生活指導に至るまで、お母さんも交えて徹底的に管理をしていた。半年に一度の健診にも必ず来るようにハガキで通知をしていた。お陰で小学校卒業の頃は一本のむし歯もない素晴らしい、まさに表彰状ものの歯と口の健康を得ることができた。

ところが、中学校に上がる頃になると塾だ、部活だといって定期健診の呼び出しに応じることが少なくなった。親が促しても、あまり言う事を聞かない世代にもなっている。何度かその状況が続いた後、いつしか全く来なくなってしまった。その後、私もその患者さんのことをすっかり忘れていた。ところが、高校生活も終わりに近づいたある日、突然電話がかかってきて痛いから診てくれと言う。

口の中を見て驚いた。あれほど素晴らしい歯を持っていたはずなのに、何と上下の奥歯八本にすべて金属が詰められていた。「えっ!」と絶句した私を見て、罰の悪そうな顔をしたその子は、「学校の歯科検診で指摘されたんですけど、部活や受験勉強が忙しいので近所の歯科医院で……」。もちろん一度に八本を治療したのではないであろうが、小学校まで続けていた、定期健診に通って予防管理を行うという習慣が、他の因子に押しやられてしまった結果であろう。まさに優先順位の逆転である。

社会に出ればこの傾向は一層激しくなる。仕事が忙しければ、優先順位はさらに下がって歯医者は遠退くばかり。そういう自分も歯科医のくせに情けないが、正直なところ定期健診に行く暇もない。医者の不養生を絵に書いたような状態である。自分の中の優先順位は患者になることではなく患者を診ることである、と妙な理屈をつけて健診を先送りにしてしまう。その付けはてき面である。オーバーワークになれば肩の痛みと共に歯も腫れる。むし歯も歯周病も予防が大切である。そんなことは皆さん百も承知の上で歯科医院に行くことを先延ばしにしてしまう。

東京とニューヨークの働き盛りサラリーマンの口腔意識調査(ライオン歯科衛生研究所、

二〇〇一）によると、一年に最低一回は定期健診に行く割合が、東京24％に対してニューヨークは79％の高率である。この差は一体どこから来るのであろうか？　一つにはアメリカでは、キレイな歯並びが社会的ステータスの一つとして認知されているからであろう。しかし、さらに大きいのは、国民皆保険でいつでもどこでも診て貰える日本と違って、アメリカの歯科医療費が極端に高いため、その自衛策で予防に一所懸命努めていると考えるのはうがち過ぎであろうか？

さあ皆さん、歯の優先順位を上げませんか？　私もこれからは誕生月とその半年後には歯科健診に行くことにしますか！

【解説】　定期健診の大切さ

歯科の病気は治らないものが多い。それは「疾病」と考えるより「障害」ととらえた方がよいものが多いからである。すでにう窩を生じているう蝕、歯槽骨が吸収している歯周病、歯の欠損、これらはもはや「疾病」というより「障害」と考えた方がよい。「障害」は残念ながら元通りに治るわけではないので、患者さんの生活の質の向上を考えて、せめて生活動作能力を回復することに努めなければならない。

治らないのならば、罹らないようにするのは自明の理で、定期的に歯科医院で健診を行うことが歯を守るためには極めて重要になる。にもかかわらず、エッセイにも記述した通り、日本人の定期健診受診率は欧米諸国に比べればきわめて低い。大学に入る前の小学校から高校、高等専門学校までの児童、学生は学校保健安全法により健康診断が義務付けられており、この中に「歯及び口腔の疾病及び異常の有無」というものがあって、一応歯科検診が行われている。しかし、大学、および社会人になればやってもやらなくてもよい、つまり任意で行うだけに過ぎない。

また学校保健法による歯科検診は、この事業に努力なされている方々には大変申し訳ないのだが、私の経験からするとあまり有効とは思えない。多くの人数を短時間で、しかも歯科の道具が十分に揃っているとは思えない、また照明が十分ではない場所で行うのだから、担当の歯科医も十分な判断が難しい。したがって、むし歯かどうか判断できない場合は診査表を渡して近くの歯科医院へ受診することを勧めるのが普通である。それならば最初からしっかりと設備の整った歯科医院で「定期健診」を行う方がよほど有効だと考えるのだが。

治療に通ってきている患者さんに「定期健診」の重要性を理解してもらうのもなかなか難しい。患者さんの多くはむし歯なり、入れ歯なりに処置が施されればもう終わりと考えている。確かに処置は終わったのだが、その処置で治癒したわけではなく、また再発する確率が高い。だから、歯科の処置というのは完全に治癒するものではないこと、また、今日行った処置を長く持たせるためには三～六か月ごとの定期健診が重要であること、もし、それが守れないならば残念ながらその処置については保証できないということを、患者さんに認識して頂かなくてはならない。

そこまで知って頂いても自分で積極的に定期健診に来るという患者さんは少ない。こういった場合、患者さんの行動変容を促すためには、こちらから積極的に通知のハガキを出したり、電話をかけたりするようなきめ細かさが大切である。何度も何度も連絡が来れば、「そうか、一度行ってみるか」という気持ちが湧いてくるであろう。ただ、待っているだけでは患者さんの行動変容を促すことは難しいと考えている。

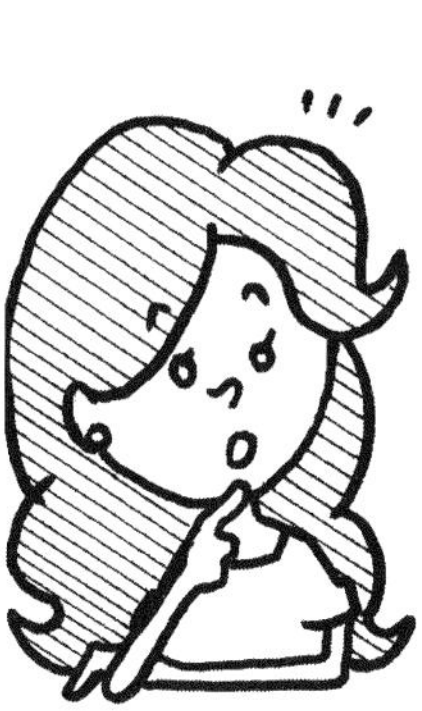

一〇　ハミガキ王子、三つの極意

一時期「ハンカチ王子」なる言葉がマスコミで流行った。二〇〇六年夏の全国高等学校野球大会（甲子園）でエースとして活躍し、早稲田大学に進学してからも、人気も翳り気味だった大学野球を一気に回復させた投手に付けられたニックネームである。その後、男子プロゴルフツアーを若干一五歳で制し、インタビューのさわやかさで売った「ハニカミ王子」も登場した。いずれも、若くてハンサムな青年であったが、とかく世間はヒーローを待ち望んでいるようだ。

そうであるならば私たちも負けてはいられない。息さわやかな、多くの「ハミガキ王子」を作り出さなくては。ただ、ハミガキ王子になるにはいささか工夫がいる。厚生労働省が行った歯科疾患実態調査（平成一七年）によれば、一日二回以上磨く人が既に七〇％を超えていることが報告されている。しかし、このデータには、それぞれの歯磨きにどれ位時間をかけているかについては触れられていない。私が患者さんに聞いたところでは一～二分、長くて三分である。

むし歯も歯周病も口の中に存在している細菌が関係している。細菌は一個や二個が単独で、口の中を漂っているわけではない。細菌は私たちが食べる食物の固まりと一緒に胃の中に呑み込まれてしまえば、胃酸によってほとんど死滅してしまう。だから彼らも必死である。土石流のごとく押し寄せてくる食物の固まりから、何とか逃れようとして歯と歯の間、歯と歯茎の境目に逃げ込む。そして、数千万個という細菌数で固まりを形成して歯にへばりついている。

この固まりを取り除かないことにはむし歯にも歯周病にもなってしまうのだが、厄介なことに薬はほとんど効果がない。この固まりが作っている強靭な殻によってはね付けられてしまうからである。それではどうしたらよいかというと、機械的に取り除く、すなわち歯磨き以外には手がない。毎日、皆さんが行っている歯磨きには、こういう重要な役目があったのですね。さあ、皆さんは歯磨きにどれくらい時間をかけていますか？

歯は二八本、歯と歯茎の境目、隣の歯との間に隠れた細菌の固まり（プラークと呼ぶ）をすべて除去しようとすると、残念ながら二〜三分では十分ではない。少なくとも一〇分は必要だと私は考えている。しかし、一〇分というのはいかにも長いので、それを克服するための私の極意を特別に教えよう。

【極意その一】まずは歯ブラシには何もつけない。つけないでブラシだけで掃除をするのである。歯磨き剤を付ければすぐに泡だらけになり、うがいをしたくなる。うがいをすればさっぱりした感じがするから、歯磨きを終わりにしてしまう。これだと、まあ三分持てば良い方でしょう。

【極意その二】 歯磨きを洗面所で行わない。大体、洗面所というのは、普通の住居ではあまり恵まれた場所にあるとはいえない。昔ほど悪くはないというものの、冷暖房が完備して、南向きの明るい、快適な空間というのは少ない。でも、歯磨き剤をつけないで磨くのだったら泡だらけにはならないから、歯磨きをあえて洗面所で行う必要がない。そこで、自分の好きな場所、快適な空間を選んでするのがよい。ある人は居間で、ある人はバスルームで、そして好きならばトイレでなんてことも可能である。

【極意その三】 それでも歯磨きだけで一〇分は、さすがに私でも飽きてしまう。そこで、お薦めするのが「ながら磨き」である。つまり、退屈な歯磨きタイムを紛らわせるために、テレビを見ながら、好きな音楽を聴きながら、あるいは明日の仕事の資料に目を通しながら、歯磨きを行うのである。まあ、一〇分もやっていれば、舌で触ってもほとんどヌルヌル感覚はなくなる。そこで、やおら立ち上がって洗面所に行き、いつも通り歯磨き剤をたっぷりと歯ブラシに乗せて、一〜二分、歯磨き剤の有効成分が歯に行き渡るようにすればよい。

さあ、これであなたも「ハミガキ王子」。明日からは、もう口が臭いだの、おじん臭いなどと言わせない。人前でも堂々と振舞うことも可能だ。

【解説】　歯磨き法の種類と患者さんへの説明

歯の磨き方には昔から、ローリング法、スクラビング法、バス法、チャーターズ法、スティルマン法、スティルマン改良法などなど多くの方法が紹介されている。それだけすべての患者さんに共通の決定的な歯磨き法がないといえなくもない。人間の歯並びは千差万別なわけだから、患者さんそれぞれに適した歯磨き法を教えるべきであろう。ちなみに私が歯磨き方法について患者さんに話すのは以下の通りである。

一、もう歯磨きというのはやめましょう。これからはブラッシング、あるいはクリーニングと呼びませんか?

↓これは「磨く」という言葉が入っているだけで、まさにデッキブラシやたわしでごしごしと磨かなければいけないようなイメージを与えてしまうからである。

二、どんな方法でもよいですから細菌の塊であるプラークを効率的に除去して下さい。

↓磨き方ばかりを細かく注意していても、肝心のプラークが除去できていなければ何の意味もない。

三、ブラシは柔らかめで、腰の強いものがいいですね。

↓磨き過ぎの防止である。

四、一日一回は一〇分くらい時間をかけてブラッシングして下さい。

↓エッセイ中にも記載したが、一回は時間をかけて丹念にプラーク除去を行うため。

五、最後に、自己流のブラッシングではプラークは十分に取れません。だからこそ歯科医院に行って専門の歯科衛生士に除去してもらう必要があるのです。

↓プロフェッショナルのクリーニングを行うとともに、定期健診の受診を促すためでもある。

これだけ話すと、患者さんの多くは大体理解してくれる。歯科医自身だって十分とはいえないブラッシングをしているのに、患者さんにだけ理想を求めても結果はいい方に行くとは限らないのではないだろうか?

一一　お口の中もドックで整備

車検の知らせが来た。月に一〜二度位しか乗らないのにと思ったが、もちろん乗った回数などは関係ない。クルマ屋さんに来てもらい検査をお願いした。しばらくすると電話があり、「ワイパーがおかしかったので代えときました」「ハイハイ」、「タイヤも替えた方がいいですね」「ハイハイ」と私。こちらはあまりよく分からないから、ほとんど言うとおりである。「あっ、ついでにバッテリーも新しくしておきましたよ」「ハイハイ」。放っておくと事故に結びつくかと思えば、仕方なく何でも「ハイハイ」である。

車は動かさないとあちこちに故障が出てくるらしい。人間も身体を動かさないと、これまたあちこちにガタが来る。私もご多分にもれず運動不足でいろいろと問題を抱えている。目や耳が悪くなったのは年のせいにしても、ほぼ慢性に近い腰痛だし、年一度の定期健診を受ければコレステロールや中性脂肪が高いだの、尿に潜血反応が出ましたので精密検査を受けて下さいなどと言われてしまう。数年に一度くらいは人間ドックであちこちと検査をしてもらう。寿命が延びたのは良いことなのだが、その分、働く年齢も上がった。そうならば体を整備しておかないと、そこまで持たないと思うからだ。

同じコンセプトで歯科ドックというものがある。一〇年ほど前には学会*も設立され、研究と同時に一般市民への浸透を図っている。歯科の二大疾患といわれているむし歯と歯周病の検査はもちろん、噛み合せ、顎関節《がくかんせつ》の状態、唾液の性状、口臭、舌、粘膜の状態を調べて、重い病気があるかどうかを調べる。それと、歯科ドックの場合、口腔《こうくう》衛生指導といって正しい歯磨きの方法や食事の取り方なども教えてくれる。歯石除去、クリーニングが含まれているのもある。通常、一～二時間程度だが、半日かけて徹底的に調べるところもあるし、中には宿泊付きなんて豪華なものまである。

私は、どこも悪くなくても半年に一度の定期健診を勧めているが、若い時から一〇年以上も歯科医院に行っていないなんて方は、歯科ドックを受けられ

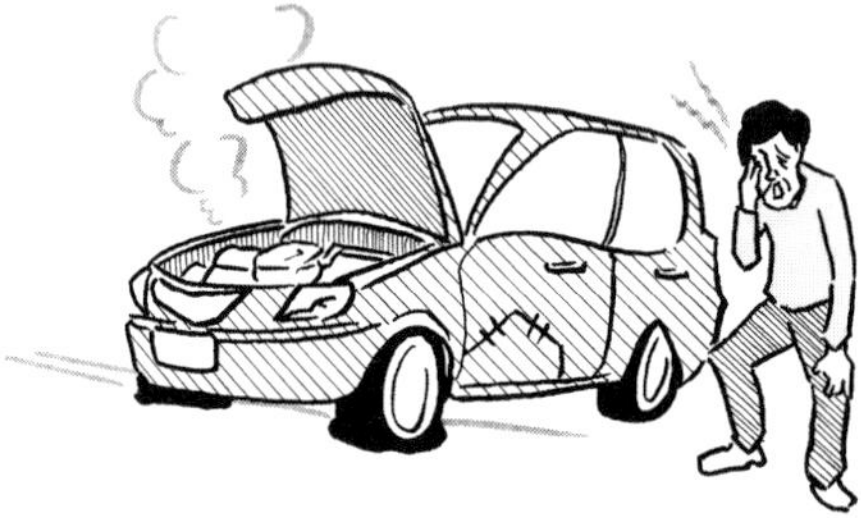

るのが賢明だ。各歯科医院のホームページにも歯科ドックをやっていますというのがあるので参考にするとよい。

五〇年以上の歴史がある人間ドックに比べれば、歯科ドックはまだまだ歴史が浅いので浸透するには時間がかかると思われる。しかし、むし歯も歯周病も一度罹《かか》ると完全には元通りにならない病気である。健やかな人生を送るためにも、定期健診、しばらく振りの人は歯科ドックでも受けられたらいかがでしょうか？　車だってやっているんですから。

*日本歯科人間ドック学会（http://www.jddock.net/）

一二　予防処置と定期健診は保険が効きません？

最近の若い人は、早くから化粧だ、エステだ、ファッションだと自分磨きに熱心なご様子。電車で化粧をするのは勘弁して欲しいが、それでも、前より見慣れてしまった自分がいる。聞くところによると、好きな相手や異性を意識してきれいになろうとの熱心ではないようだ。どうやら自己表現というか、自分のためらしいが、歯科医として観察していると、結構口元が美しくない人が多い。

いやいや若い人に限らず相変わらず日本人の口腔内は、あまりきれいだとは言い難い。相変わらずと書いたのは、日本は戦後の目覚ましい復興で、世界でも有数な経済大国になったというのに、である。主要国首脳会議（G8）などをテレビで見ていても、日本の首脳は他国の首脳に比べるとあまり口腔内の状況はよろしくない。銀色の歯が光っていたり、歯並びが悪かったりである。

日本人の歯の質が他国の人たちに比べてとくに悪いわけではないし、日本食が影響しているとも思えない。ひとえに関心度の低さではないかと思う。あるいは情報が不足しているからかとも思う。周りの人の多くがむし歯を持っていたり、銀歯をしたりしていれば、まあ、皆そういうものかと思って、自分だけ美しい歯に命をかけるなんてこともない。

　歯科医もあまりいろいろとは勧めない。現在の医療制度では、勧めれば勧めるほど患者さんの負担が大きくなってしまうからである。一概に現行の保険制度が悪いというつもりは毛頭ないが、低医療費政策のためか、材料、並びに治療法が自由に使えない。

　私たち歯科医は口を揃えて、保険範囲の拡充を厚生労働省などに提言しているが、まあ、ほとんど聞き入れてもらえていない。おそらく、歯科医が自分たちの収入を上げるために、そういう話を持ち出したのであろう位に捉えられてしまう。

　ところが一般の方々、つまり患者さん達の意見はよく聞いてくれるようだ。いや、皆さんが声を大にして訴えて下さらない限り、なかなか日本人の口の中は良くならない。そこで、一般の人たちと一緒になってＮＰＯ法人あなたの健康21*「歯と口の健康を守ろう会」という団体を作った。一般向けの書籍を出版したり、公開市民講座を行ったり、あるいは歯科医師、歯科衛生士を相手の研修会などをして、何とか歯科に対する正しい考えを理解して頂こうと努力をしている。

　皆さんも、高い税金を払っていることでしょうから、どんどん声を上げてください。「インプラント治療やセラミックスのさし歯も保険でとまではいわないにしても、せめて、むし歯や歯周病から歯を守るのに一番大切な「予防処置」や「定期健診」くらい、保険に入れて欲しい」と。
日本を美男美女の国にするには、「予防処置」や「定期健診」の保険導入にかかっているかもしれませんね。

*NPO法人あなたの健康21「歯と口の健康を守ろう会」(http://www.t-oralhealth.org/)

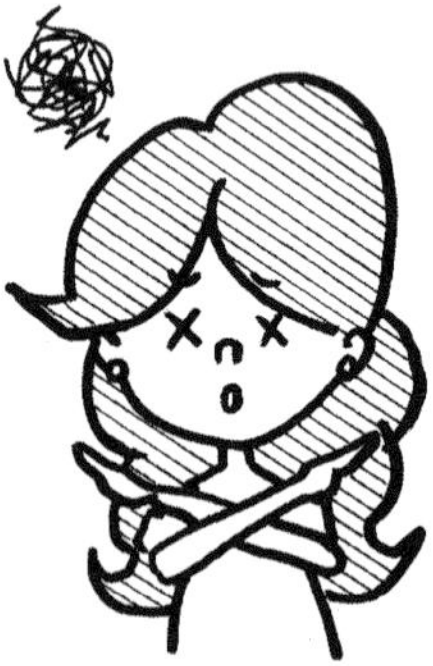

一三　歯磨き剤を効果的に使うには

家に帰るとすぐにパチッとテレビをつける。子どもの頃、テレビのない環境に育ったせいか、テレビを見るのが好きである。好きというより、見るともなく、意味なくテレビをつけているので、よく女房に叱られている。

それにしても日本の民放テレビは、といっても外国のテレビを詳しく知っているわけではないが、コマーシャル（ＣＭ）が多い。野球でもドラマでも、いいところに来るとＣＭが入る。まあ、トイレに行く時間を与えてくれたと思えばいいのだが。

かくいう私も、一時期そのＣＭに出演していた。某メーカーの知覚過敏用歯磨き剤のＣＭであった。私としては、人生の思い出の一つとして面白いと思って出させて頂いたが、正直、初めて経験することが多く、撮影終了まで予想以上に楽しい時間を過ごすことができた。予想以上といえば、このＣＭを見て下さった知り合いの反応はまた予想以上であった。

まあ、良くいう人はほとんどなく、手の動きがどうのこうの、声が上ずっているのと、うるさい限りであった。中にはギャラはいくらだなんて、はしたない質問も受けた。ちなみに、ノーギャラ、つまりボランティアであったことを付記しておく。

歯磨き剤のCMでは歯ブラシの上にたっぷり乗せて、気持ちよさそうに磨いているのをよく見るが、あれでは口中泡だらけになって、すぐにうがいをしたくなり歯磨きの効果としてはほとんどない。量としては米粒くらいの大きさ位でちょうどよい。

私は、最初は何もつけずにブラシだけで磨き、歯の表面がツルツルになったら、今度は歯磨き剤をたっぷりとつけて歯の表面にそっと置くという方法をお勧めしている。これはなぜかというと、歯の表面にプラークという細菌の塊があると、歯磨き剤の薬効成分が歯にしみ込んでいかないからである。

以前、WHOが近年のむし歯激減の理由を世界中の予防歯科医学者に尋ねたら、その多くが歯磨き剤にフッ素（フッ化物）を入れるようになったからだ、という答えであった。フッ素は歯の表面にとりいれられ、耐酸性の強い歯質に変化させたり、唾液の力で再石灰化するのを助けたりする。すなわちフッ素を使えば、むし歯になり難い歯になるというわけだ。

このフッ素を水道の水に入れて、むし歯予防を行おうとする試みも世界各地で行われている。日本ではフッ素の体内への影響を考慮して、試験的に行ったのを除けば、まだどこも実施されたことはない。むし歯予防は自助努力、公衆衛生で行うものではないとの考えなのであろう。歯磨き剤に含まれるフッ素も諸外国のものに比べれば、その含有量も少なく、厚生労働省の規定で濃度が一〇〇〇PPM未満とされている。

歯磨き剤にはフッ素の他に、エナメル質と同じ成分（ハイドロキシアパタイト）を含んだものや、殺菌効果が期待できるもの（クロルヘキシジン）を含んだものもある。まあ、そうはいっても、歯磨き剤広告も薬効成分の効き目をうたう前に、プラーク除去の大切さを説いて欲しいものである。

さて、夜も更けたから、歯でも磨いて寝るか？

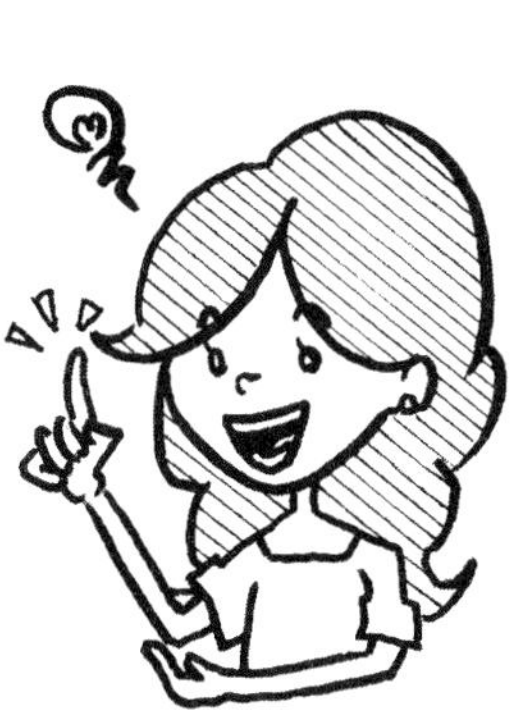

一四 「むし歯は治らない」から始めよう！

歯医者を好きな人はあまりいない。歯科医院に来る人の多くは、まるでこの世の終わりかのごとき形相で現れる。まあ、むし歯で痛いか、歯周病で腫れているか、どちらかの人が多いので、そのための顔と考えられなくもないが。

治療椅子に座るや否や、「私、歯医者って大嫌いなんです！」などと叫ぶご婦人もいる。一般論として歯科医が嫌いなのであろうが、自分が面と向かって罵倒されたようで、実に情けなくなる。確かに歯医者と歯科医院のイメージはあまり良くない。古今東西を問わず、治療椅子の上に押さえ付けられ、悲鳴を上げている患者の絵がよく描かれている。痛くされる、薬品臭い、乱雑で汚い、そばで子どもが泣き叫んでいたりするのでうるさい、それにキーンとするあの削る機械、どれもこれも快適とはいいがたい。

椅子に座って、口を開けば、歯医者から「どうしてこんなになるまで、放っておいたんですか⁉」、「磨き方が悪いですね」などと説教を受けてしまう。「いいから痛いのだけ治してよ」と思う患者さんの気持ちは、とてもよく理解できる。

ところが、原因がむし歯ならば、残念ながら痛みは取れても治ることはない。むし歯はどんな名医がやっても治らない病気なのである。身体の他の部分では傷を負っても、消毒して包帯でも巻いておけば、やがて血が固まって、その下に新しい皮膚が生成されて、元と同じように治る。ところが、むし歯に侵される歯の硬い部分は血液もなく、再生不可能な組織である。だから歯は一度むし歯になってしまえば、元には戻れない。何を詰めても、どんな方法であっても元には戻れない。

実はこの辺の事実を、患者さんはうすうす気がついているのではないかと思う。何度も同じところを治療し、その度に大きくなっていく詰め物、被せ物。ついには抜くことになってしまうこともある。「なんだヤブ医者め！ちっとも治ってないじゃないか」なんて悪態をつきながらも、仕方ないと思っている。

むしろ、歯科医の方が、詰めて、被せれば、「仕事をした」と思って、治してないことに気づいていないようだ。そりゃそうですよね。長年大学で学んで、一生懸命患者さんのために、日夜治療に励んできたと思っているのに、「治っていない、治していない」なんて言われたって、そうそう納得できるものではないですよね。

私は、「むし歯は治らない」病気であることを患者さんも、また歯科医も理解すると、あるいは患者さんと歯科医が共通認識として持っていると、国民の歯の状態は格段に良くなると思っている。何せ、治らない病気なのだから、罹らないように、今よりは予防に気をつけるであろうし、定期的に歯科医院で健診を受けることにも積極的になるに違いない。また、万が一、むし歯になったとしても、早いうちに歯科医院で治療を受ければ大事に至らずにすむ。さらに、歯科医だって治らない病気と理解していれば、たくさん削ることなんかしなくなるだろう。再生することのない悪いところだけを削りとって詰める、そういう治療法だけがもてはやされるに違いない。そうすれば、あのキーンとする器械なんか必要なくなるかもしれませんよ。なにはともあれ、「むし歯は治らない」という理解から始めよう！が大切ですね。

サメやワニのように永久歯が死ぬまで生え続ければいいのですが。あっ！　そしたら歯科医は明日から歯があってもご飯が食べられないか。

一五　むし歯の始まり、唾液が修復

「チチンプイプイ、痛いの痛いの飛んでいけ〜！」なんて言いながら、ケガをした傷口につばをつけたりしませんでしたか？

今の子ども達はともかく、私の時代にはよくやっていたものだ。実際二〜三日もすれば傷はすっかり良くなっていたし、猫も犬もケガをするとぺろぺろとよく舐めているので、やはり、唾液は殺菌力があって効果的なのかなと思っていた。

ところが、傷の専門家（夏井　睦：石岡第一病院、傷の治療センター長）によると、確かに唾液の中には抗菌作用を示す成分があるが、とても殺菌するレベルではなく、傷口を覆って乾燥するのを防いでいるにすぎないという。急場ならいざ知らず、やはり清潔な水で洗って乾燥させないことが一番らしい。

しかし当然のことながら、唾液は口の中では大活躍をしている。まずは、食物を食べやすいように丸めて消化を助け、話すときには舌が滑らかに動きやすいようにする。唾液が少なければうまく食事ができないし、口もよく回らない。滑らか過ぎて、口角泡を飛ばし、他人様に迷惑をかけている人もまれにはいるが。

むし歯と歯周病はいずれも口の中に棲んでいる細菌が関係しているが、唾液はこれらを洗い流す役目がある。昼間の時間帯はよいが、睡眠中は唾液分泌の方もお休み時間となって充分に出ないため、細菌にとってはまさに鬼の居ぬ間の大暴れの時となる。その結果、むし歯や歯周病に罹りやすくなるし、朝一番の口臭の元にもなる。だから、寝る前にはしっかりと歯磨きをして、細菌を取り除いておかなくてはならない。昔のコマーシャルに「歯周病菌は夜眠らない」なんていうのがあったが、まさにその通りである。

その他、唾液には酸によって分解されてしまったエナメル質を修復してくれる役目もある。細菌が飲食物中の糖分や炭水化物を利用して酸を発生し、眼には見えない程度だが、エナメル質の表面をとかし

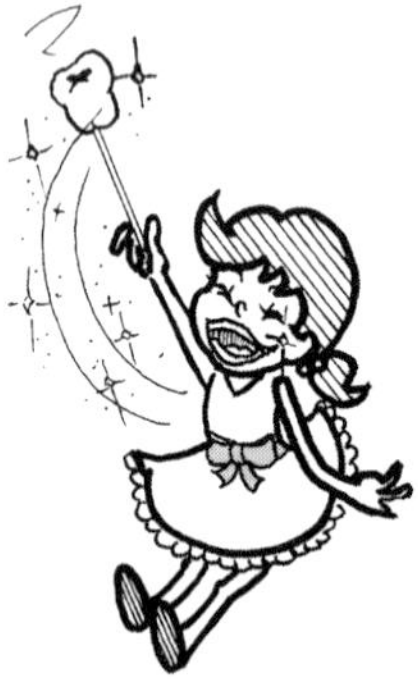

てしまう。これがむし歯のスタートである。

まあ、それでも人間の身体はよくしたもので、食後たっぷりと出てくる唾液に含まれる成分が、減った部分を補ってくれる。ただ、修復にはとけるスピードの何十倍もの時間が必要なので、食後しばらくは何も食べない方がよい。とくに細菌に餌を与え続けるかのように、だらだらと間食をするのが一番いけない。昔からいわれているように、おやつは10時と3時、それ以外は取らないように。

「チチンプイプイ」では大した役をしなかった唾液だが、歯を守ることにおいては重要だ。

さあ、ストレスを発散して、ガムでも噛んで、唾液をたくさん出しましょうか。

【解説】　再石灰化と唾液の関係について

むし歯の始まりは、口腔内に存在する細菌が多糖類を分解し、その代謝産物として生じる酸（主に乳酸）とエナメル質表面の塩基性のハイドロキシアパタイトとが中和反応を起こすことによって、エナメル質が分解する脱灰現象である。そのままの状態が長く続けば、脱灰部分はさらに大きくなり肉眼でもわかるむし歯となる。う蝕を感染症と捉える説もあり、細菌が酸を代謝するのは確かであるが、最終的に脱灰は酸と塩基の中和反応によって生じる化学現象と考えた方が自然である。

初期の脱灰現象に対しては、食後活発に分泌される唾液中のカルシウムイオンとリン酸イオンが脱灰された部分を修復すると考えられている。これを再石灰化と呼ぶがエナメル質表面にプラークが存在するとカルシウムイオン、リン酸イオンは歯の表面に到達せず再石灰化が難しくなる。歯を強化するために歯磨剤等に含まれるフッ素イオンも同様に、プラークがない新鮮面においてこそ効果を発揮するので、再石灰化を促すためにも歯磨きは大切である。

なお、中林宣男東京医科歯科大学名誉教授による「食後唾液が酸性を呈するが、間もなく唾液が中性に戻るのは唾液の緩衝力によると歯科では説明されているが、これは誤りである。緩衝作用により酸性の化合物がなくなることはなく、乳酸は塩基性のハイドロキシアパタイトと反応して、乳酸は中性の乳酸カルシウム、ハイドロキシアパタイトは同じく中性のリン酸カルシウムになるので、唾液は中性となる」（NPO法人あなたの健康21「歯と口の健康を守ろう会」HP「中林が斬る」より）との説は歯科医にとって極めて重要な示唆と考えられる。

一六　日本の歯科用接着剤　世界最高！

不覚だった！　まるで魔法にでもかかったように、親指と人差し指の先端がくっついて離れない。押せども引けども離れず、両方の指でリングを作ったままの状態である。実は魔法でもなんでもなく、単なるミスである。いや、ミスというよりドジであった。

普段は滅多にやらない家の仕事、たまたま時間ができたので、食器棚の扉の修理を買って出た。接着剤を使って、まあ何とか格好がつく出来映えで扉の修理は完了した。悲劇はその直後のこと、もうお分かりであろう、接着剤が指について離れなくなってしまったのである。

歯科で使用している接着剤も素晴らしい速度で発展している。日本は、接着性レジンと呼ばれる歯科用接着剤が、世界で最も進んでいる国である。何しろ、日本で開発された数少ない技術の一つで、皆さんはその恩恵を歯科医院で受けているはずである。

まずは、歯列矯正。ダイレクト・ボンディング・システムといって、プラスチックの装置を歯に接着することで、あまり目立たない方法で行うことができる。それ以前は金属製の輪を一つずつ歯にはめて、セメントで付けていた。この装置を付けていると歯磨きがしにくいのでむし歯や歯周病にもなりやすかったし、口中ギンギラになって、はめていた子どももきっと嫌だったと思う。

次はむし歯治療。これを接着の技術で行うと、再びむし歯になる率が極端に減少する。むし歯の部分を取り除いたあとの表面に、接着性レジンを塗ると、歯の中に染み込んでいって、歯の成分と一体化して耐酸性の強い歯になる。こうなれば、むし歯の原因となる細菌が出す酸に対して溶解することもなく、歯は安全に守られるというわけだ。

接着性レジンは、歯に対して以外にも、詰め物、被せ物に使用する金属、セラミックスにも強い結合力を持っている。この強い結合力が、歯科治療に次々と新しいアイデアを生んでいる。

例えば接着ブリッジ、一本歯が抜けても、その両側の歯をあまり削らずにブリッジを作ることができる。また、褐色や黒色に変色した歯に対して、歯の表面をわずかに削り、コンタクトレンズのように薄いセラミックを貼り付けるラミネートベニアという技術もある。両者とも接着剤の進歩なくしては生まれることの無かった治療法といえる。

入れ歯が壊れたときにも、また、せっかく白い歯を入れたのに欠けてしまったときなどにも、接着性レジンを使えば、簡単に修理することができる。このように歯科用接着剤は、今や歯科治療の多くに欠かせない材料となっている。くれぐれも外れてしまった歯を、市販の瞬間接着剤を使って、くっつけないでください。大変なことになりますよ。

それにしても、付いてしまった親指と人差し指はどうして外したらよいのだろう？　やはり、ナイフでそっと切り離すより他はないか。ああ、恐るべき接着剤の進歩！

【解説】　歯科用接着剤（歯科用接着性レジンセメント）

日本の技術が生んだ数少ない製品の代表的なものである。したがって、当然のことながら日本の製品に優れたものが多い。以下に代表的ものを挙げるが、歯科用接着剤といってもこれを単独に用いてもほとんど何もつかない。それぞれの被着体（エナメル質、象牙質、金属、セラミックスなど）に適した前処理をする必要がある。

歯科用接着剤（歯科用接着性レジンセメント）は、組成の違いから以下の二種類に分類すると分かりやすい。

一、ＭＭＡ系

即時重合レジンや義歯床用レジンとほとんど同じ組成だが、これに独特の機能性モノマーを添加して強固な接着力を生むタイプである。硬化体はＰＭＭＡのため柔らかな弾性を示すので、修復物にかかる応力を緩和することができる。修復物の装着以外にも動揺歯の固定、レジン歯接着ブリッジ、各種の補修などに便利に用いられる。以下に代表的なものを示す。

①スーパーボンドC&B（サンメディカル）
②マルチボンドⅡ（トクヤマデンタル）
③ボンドフィルSB（サンメディカル）

二、コンポジットレジン系

組成はほとんど充填用コンポジットレジンと同じで、多官能性モノマーに無機質フィラーを多量に含有させている。MMA系に比較すると機械的性質が高く、吸水性も低く、用途はほとんど修復物の装着である。以下に代表的なものを示す。

①パナビアF2.0（クラレノリタケデンタル）
②ビスタイトⅡ（トクヤマデンタル）
③リンクマックス（ジーシー）
④リライエックスユニセム（3M ESPE）
⑤クシーノセムプラス（デンツプライ三金）

一七　おしゃぶり代わりに野菜！

最近、野菜ソムリエなんて職種も現れ、健康志向の日本では野菜ブームのようである。肉好きは野蛮人みたいな扱いで、肩身が狭い。日本より先にというか、ずっと昔から野菜を大切にしていたのは、フランスである。

パリにいた頃の野菜話。乳母車の幼児の手にセロリが握られているのをはじめて見た時は、何かの見間違いかと振り返った。でも人参《にんじん》をにぎっている子もいて、どうやら野菜がフランスの赤ん坊や幼児のおしゃぶり代わりと、気づいた。野菜スティックなどは、バーかスナックでの酒のつまみのイメージが強く、また日本での散歩の幼児は、専用のビスケットなどをあてがわれているせいか、私には意外に思えた。お菓子を安易に与えず、歯によし、適度な固さが顎の発達によし、そしてそうやって、本来の野菜の旨味をインプットされた赤ん坊は、今頃立派な大人である。三つ星レストランのシェフ？　それとも、味にうるさいお客になっただろうか。

そういえば、学生時代の歯周病の講義。教授が自分の息子にはおしゃぶり代わりに、いつもセロリを与えていると言っていたことを思い出した。セロリに含まれる繊維がちょうど歯ブラシ代わりになっていたのかもしれない。江戸時代には房楊枝といって柳の枝の先を砕いて、ブラシのようにして歯を磨いていたし、古くはお釈迦さまが弟子達に広めたとされる「歯《し》木《ぼく》」の話もある。古代インドでニームという木の枝の先をくしゃくしゃにして繊維を出し、祈りの前の清めに口をすすぐという習慣に使われていた、あの歯木である。

現在、おじさん達の食後のおしゃぶりとして、若い女性からは忌み嫌われている爪楊枝、シーハーシーハーという音とともに下品の代表格のようにいわれている。しかし、爪楊枝は別に日本の専売特許でもなく、世界中どこにでもある。ほとんどが、日本のものとは違って断面形態が三角形で、食後の歯と歯の間の清掃用具としては、極めて機能的で優れたものである。まっ、たしなみとして人前でやるのも如何と思うし、もちろん、くわえながら街路を闊歩することは紳士的ではない。

野菜スティックおしゃぶりのもうひとつの効能として考えられることは、砂糖などがほとんど含まれていないからむし歯になり難い。また、子どもの頃に甘いものを多く摂取して育つと、大きくなってから、生半可な甘さでは満足せずに次々と甘いものを欲しがるという弊害もない。前述の教授の息子、大きくなっても、セロリのうまい、まずいの嗅ぎ分けには素晴らしい才能を発揮したそうだ。そんなこんなを考えると、セロリをおしゃぶり代わりに与えるということは、実に理にかなったものかもしれない。
これからは皆さんも、お子さん、お孫さんたちに、野菜スティックをおやつ代わりにあげたらいかがでしょうか。

【解説】　おしゃぶりと歯の関係

赤ん坊とおしゃぶりは切っても切れない関係のように感じる。しかし、そもそもおしゃぶりにはどういう効果があるのだろうか。中世から使用されていたという記述もあるので何もないはずはない。歯固め（歯ぐきを丈夫にするために、歯のない幼児にしゃぶらせる道具）に使う、口呼吸を防ぐ、精神的安定を得る、入眠がスムースになるなど、いろいろなことが利点として記載されている。

では、このおしゃぶりと口腔内、特に歯に対する影響はどうであろうか？　日本小児歯科学会によると、おしゃぶりは乳歯のかみ合わせに悪影響を及ぼし、上顎前突、開咬などを生じやすいと、その使用には注意を与えており、少なくとも二歳までにはその使用をやめるようにと勧告している。

以上のように、功罪相半ばしているようであるが、利点と欠点を十分理解して個々に合った選択をするのが望ましい。

一八　ハミガキ王子　次の一手

以前、ご紹介した「ハミガキ王子」、お陰様で多くの方からお褒めの言葉を頂いた。光栄なことに「あれ以来、一〇分間のながら磨きを励行しています」などといって下さる方もいた。こうなれば、さらに歯と口の健康情報を、分かり易く提供しなくてはと考えている。

さて、私たちハミガキ王子のライバル？　である野球界の「ハンカチ王子」とゴルフ界の「ハニカミ王子」はともに、もはや王子の愛称さえ捨てて、それぞれの分野で頑張っているようだが、どの世界もプロで活躍するのは、さらなる努力が必要のようである。う〜ん、こうなればわが歯科界の「ハミガキ王子」たちには、さらにグレードアップを図る必要がある。

「なに、一〇分間も歯を磨いても、まだ足りないのか？」と、うんざりする方も多いと思うが、少しだけ説明をさせて頂きたい。むし歯と歯周病、これはどちらも口の中にいる細菌の塊（プラーク）が関係している。だから、予防するにはこのプラークを徹底的に取り除くことが大切と、一〇分間のながら磨きをお薦めした。しかし、歯がきれいに並び、さらに歯茎が歯と歯の間をピッチリと埋めている二〇歳代前半では完璧なのだが、歯の隙間が目立ち始める三〇歳代にでもなれば、そろそろ別の工夫も必要になってくる。

それが、糸楊枝とも呼ばれているデンタルフロス、爪楊枝の先に毛が生えたような歯間ブラシなど、歯の間の清掃用具の使用である。つまり歯と歯の間の接触がゆるんできたり、隙間が出来てくると、食物のカスが入り込み、普通の歯ブラシだけでは取りきれない。

アメリカでは「フロスか死か（Floss or Die）」などという大げさなキャッチフレーズで、国民にデンタルフロスの使用を促している。フロスを使わないと歯と歯の間の細菌がとりきれないで、歯周病になり、これが心臓疾患や肺の病気にもつながりますよという、いわば、私は好きではないのですが、脅かし型の勧告である。

既にご承知の方も多いが、現代のシンデレラ物語として話題となった90年代の映画「プリティ・ウーマン」、その中で、主演のジュリア・ロバーツ扮する主人公が食後にフロスを使用するシーンがあった。貧しい娼婦の役を演じていたのだが、アメリカではこれほどフロスが普及しているのだ、と感心したのを覚えている。また、余談だが、フロスを使うシーンより、知的レベルの高い娼婦を表現しているという見方もできると映画の批評でもかかれていた。

歯間ブラシとフロスの効率、色々なところで報告されているが、間違いなくプラークがよく取れる。フロスは歯と歯が接触している部分、歯間ブラシはその名の通り、歯と歯の間のプラークをとるのに適しているようだ。両方使用するのが一番いいが、どちらか片方でも使う習慣を付けるとよいだろう。

先程、とある食堂で昼食を済ませたアメリカ人と思しき男性、テーブルの上の爪楊枝には目もくれず、ポケットからさっとフロスを取り出しせっせとフロスを使い始めた。連れの日本人女性の目線も気にせずに……。

弘法は筆を選ばず？　いやいや優れた調理人は数種類もの包丁を使い分けるという。ハミガキ王子も道具を選んで、しっかりと予防を行うのがよいのでは？

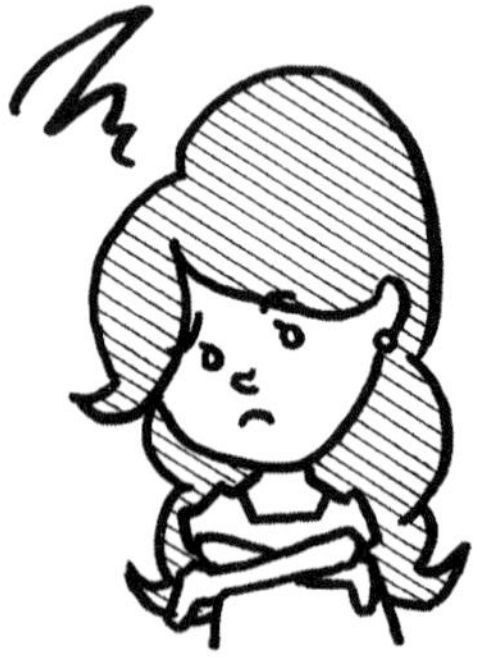

一九　妊娠時　歯の手入れは入念に

以前、今は亡き父親と母親の総入れ歯を作ったことがある。今思えば私の最後の親孝行であったかもしれない。しかし、身内の治療ほどやり難いものはない。お互いに甘えがでて、ああだこうだと言い合い、結局はけんか腰で治療をする羽目になる。

父親はそれ程でもなく、結果的には、まあいい入れ歯ができたと思っている。「息子が作ったんですよ」なんて、近所の人に自慢していたらしい。大変だったのは母親の方である。何しろ母親というのは、息子なんて自分の分身ぐらいにしか思っていないので、ちょっとやそっとでは満足してくれない。あっちが痛い、こっちが曲がっているで、なかなか終わらない。

その母が、「私は子どもをたくさん産んだので、子ども達にカルシウム分をすべて取られて、歯がボロボロになってしまった」とよくいっていた。そういえば、五〇歳前から総入れ歯だった記憶がある。正直、歯科医になる前は、子どもを産むと言うのは、それ程大変なものなのかと思ったものである。いまでも、患者さんの何人かが同じようなことを口にするが、実はこの表現、学問的には正しいとはいえない。

まあ、仮に母体からカルシウム分が子どもに移ったとしても、そんなわずかなことでボロボロになるほど歯はやわではない。端的にいえば、妊娠、出産という環境の変化に、歯磨きがおろそかになっただけのことである。そういっては身も蓋もないが、つわりがひどければ歯ブラシだって口の中に入れるのも嫌だろうし、身体が重くなれば、洗面所に歯磨きに行くのさえ面倒になるだろう。

お腹が大きくなると胃が圧迫されて、一度にたくさんは食べられない。そうすれば、必然的に間食を取る機会も増えてくる。さらに、酸っぱい物を頻繁に取るようになれば、まさにむし歯ができやすい環境を、自らが整えているというわけだ。

加えて、妊娠時は歯周病になりやすい。これは、女性ホルモンの影響で歯周病菌が増殖しやすくなった結果である。そんな状況で歯磨きが十分できなければ、歯周病は悪化するのが当然である。

結論を言えば、妊娠時にはむし歯にも歯周病にも罹りやすい環境にあることは確かである。だからこそ、歯の手入れは普段以上に念入りにやらなければいけない。

こう考えると、私の母親が「子どものために歯がボロボロになった」というのも分からなくはない。何しろ八人も産んだのだから。でも、その代償に自分の歯を失ったというのでは、末っ子の私としてはいささか複雑だ。ねえ、おふくろさん。

【解説】　妊娠時の歯の手入れ

妊娠中は身体のいろいろな変調で、妊婦にとっては過酷な状況にあると言える。これを乗り越え出産に至るわけだから私の母親のみならず、多くの方が出産で歯を失うと思うのも当然かもしれない。しかし、その間の事情を理解し適切に対処すれば健康な歯の状態を保つこともできる。以下に妊婦としての注意点、妊婦に対する歯科医の注意点を記する。

一、妊婦側の注意点

①普段からの手入れが大切
妊娠中は身体に様々な変調があり、エッセイにも記載した通り口腔内にもその影響がある。また出産直後は、育児のための環境の変化などで口腔内の手入れがおろそかになりがちである。だから妊娠、ならびに出産直後の期間中に歯科治療を行わなくてもよいように、普段からの歯の手入れを怠らないようにすることが一番である。

②妊娠の事実をきちんと申し出る
歯科医院で初診の場合は、初診録に書いて情報を伝えることができるが、すでにかかりつけの歯科医院として通っている場合、ついつい妊娠の情報を歯科医に伝えていないことが多い。歯科医療の中には妊娠中は避けた方がよいこともあるので、妊娠の可能性がある場合も含めて歯科医に

は適切な情報を伝えた方がよい。

③歯科治療は妊娠中期（安定期＝五か月〜八か月）に

どうしても歯科治療が必要となった場合には、体調が比較的安定している妊娠中期に行うのがよい。前期、後期および出産後一か月内に歯科治療をする場合には応急処置にとどめ、その後、体調が安定した時期に正規の治療を受けた方がよい。

④歯磨きはこまめに

妊娠中はつわりや胃の圧迫等で食事も不規則になり、歯ブラシを口腔内に入れることも苦痛になることが多い。しかしこの時期は唾液の粘度が上がったり、女性ホルモンの関係でむし歯にも歯周病にも罹りやすくなっている。また歯肉も鋭敏になっていて出血しやすい。だから、歯磨きは毛先の柔らかい小さ目の歯ブラシを使ってこまめにするのがよい。歯磨きが難しいようだったらうがいだけでもよい。

二、歯科医側の注意点

①妊婦であることを認知する

妊婦からの申し出があればそれが一番だが、可能性が感じられたら患者さんに確かめるのがよい。

女性スタッフを通すと話がしやすいであろう。

②基本的には一般治療は抜歯を含めてすべて問題なく行える

妊婦側の注意点と同様、妊娠初期と後期を避け妊娠中期に治療を行うのがよい

③エックス線撮影、防護エプロンを必ず

最近のデジタルエックス線は、被爆線量が低くなっているので問題はないとされているが、少なくとも妊婦の腹部には防護エプロンをかけるのが望ましい。

④産婦人科の主治医との連絡を密に

抜歯処置後などに投薬を必要とする場合、原則的には避けた方がよいが、必要性を感じたらすぐに産婦人科の主治医に連絡する。投薬に限らず妊婦に対する歯科処置に疑問を感じたらすぐに連絡が取れるようにしておくのが、危険を回避することにつながる。

二〇　たばこ　歯の健康にも大敵

タバコを吸う人にとっては住みにくい世の中になったようだ。病院や学校はいうに及ばず、レストラン、居酒屋、場所によっては街路でさえ禁煙のマークが見られる。

厚生労働省の調べによると、平成二四年の日本人成人男性の喫煙率は32・2％だったらしい。成人男子の八割以上が吸っていた昭和四〇年代から比べれば隔世の感がある。最近の健康志向の賜物であろう。それでも、欧米諸国から比べれば、まだまだ多い方で、OECD加盟三十四か国中、下から数えて六番目である。まだまだですねえ。

タバコの健康に対する悪影響はいうまでもない。禁煙しなくてはと、「分かっちゃいるけど止められない」という人が多いのも事実である。かくいう私も格好つけて、一時期吸っていた記憶がある。

ところが、意外と知られていないのが、歯を含めた口腔内の健康に対する影響である。私が歯や歯茎の着色、歯石の付き具合をみて、「タバコ、お吸いですね？」と言うと、むしろびっくりされてしまう。治療椅子から起き上がり、「どうして分かるんですか？　タバコって歯と関係あるんですか？」などと質問される。歯そのものに直接影響することはないにしても、何しろタバコの煙が最初に触れるのが口の中である。ニコチン、タールを始めとして二〇〇種以上の有害物質が含まれている煙が、高温で襲いかかってくるのである。影響がないという方がおかしい。

考えられている害を順番に挙げてみよう。まずは誰でも分かる歯の着色。むし歯がなくても歯が茶褐色になっていれば、あまり見栄えのよいものではない。次に歯だけではなく、歯茎の色も黒ずんでしまうことである。ホワイトニングやセラミックを用いて歯の色を白くしても、歯茎が黒いとどうしても健康には見えない。

それからヤニ臭さ、つまり口臭である。口臭に対する関心が深まり、気にする人も多いが、残念ながらタバコを止めない限り治らない。

タバコが影響する歯科疾患で、最大にして最悪のものは歯周病である。なにしろ、細菌の侵襲に対する免疫反応をタバコが抑制してしまうため、歯周病に罹りやすいし、炎症も容易には治まらない。難治性歯周炎に罹っている人のほとんどが喫煙者である。

歯と歯茎の境目にある細菌のすみかとなるポケットが深くなっている率が高く、しかも歯石が多く付いている。それがさらに進展すると、歯を支えている骨が溶けてなくなり、やがては歯を失ってしまう。歯周病で抜けたところに、いま流行りのインプラントをしようにも、その成功率は低いとされている。もちろん、タバコが口腔ガンの大きなリスク因子であることはいうまでもない。

さあ、ここまでいってもタバコを止めないあなた。豆腐の角に頭でもぶつけましょうかね！

【解説】 口腔ガンとたばこの関係

一概に口腔ガンと呼ばれているが、発生する部位によって舌ガン、歯肉ガン、口腔底ガン、頬粘膜ガン、口唇ガン、口蓋粘膜ガン、唾液腺ガンなどに分けられる。日本では舌ガンが最も多く、その次に口腔底ガン、歯肉ガンなどが認められる。

口腔ガンの原因は、不良修復物による舌や歯肉への慢性的な刺激と口腔内の不衛生があげられるが、最大の原因はタバコとアルコールと考えられており、とくに両者の同時摂取は、ニコチンやタールを始めとした発癌性物質を口腔内に吸収しやすくするため危険性が高いといわれている。

またタバコは、高温の煙が口腔粘膜を刺激することも口腔ガンの原因になることも指摘され、喫煙者のみならず副流煙が周囲の人に影響を及ぼすことも指摘されるなど、口腔ガンに限らず喫煙習慣とガンの関係が次々と明らかにされている。

二一　歯周病と糖尿病の深い関係

最近ＴＶでは、やたらとダイエット番組が多い。太めのタレントにさまざまなダイエット法を試みさせ、その効果をオンエアするなんて趣味の悪い番組もある。と言いつつ、にやにや笑いながらそれを眺めている自分は、実に情けないが。

肥満から糖尿病にまで進展すると、心筋梗塞をはじめとするさまざまな合併症がでてくるが、歯科でも近年、糖尿病と歯周病との関係がいろいろと取りざたされている。いわく、糖尿病の患者は歯周病になりやすい、いわく、歯周病の患者は糖尿病にかかりやすいなどである。鶏が先か、卵が先かみたいな話ではあるけれど、関連性が高いのは間違いないようだ。

ボストン大学のトーマス・ヴァンダイク教授は、「歯周病というのは、糖尿病の感染合併症といえる」と指摘し、自身の調査からも糖尿病患者は通常の二、三倍歯周病にかかりやすいと述べている。詳しい関連性はいまだ十分に証明されたとは言い難いが、糖尿病のように血糖値が高い状態が続くと、全身の免疫機能が低下して感染症にかかりやすくなること、さらに歯周病菌は糖分が増えることによって増殖しやすいからではないかといわれている。

最近注目を浴びているのは、歯周病が糖尿病を悪化させるのではないかという逆の経路である。歯周病は、歯と歯茎の間に細菌が棲みつき、身体の中に入ってこようとすると、当然のことながら免疫機構が働く。そうすると、免疫をつかさどる細胞から、炎症反応に関与しているサイトカインが血液中に多量に分泌されて、全身に循環して炎症が高まり、糖尿病も悪化していくのではないかとの見方がある。

歯周病で血中のサイトカインが増加すると、妊婦の早産や低体重児出産の確率が高まるという報告もある。歯周病で早産などと言うと、歯科医の私でさえ、まさかと思っていたが、妊娠中の炎症性サイトカインの血中濃度が高まることが、出産の合図にもなるということを聞いて、ありうるかも知れないと思ったものである。北海道医療大学の古市保志教授らの研究では、歯周病の妊婦さんと、そうでない健康な人との間には、早産の確率が五倍の開きがあったという。

まだまだ、証拠を固めるにはやらなくてはいけない研究も多いことだろうが、きちんとお口の中の手入れをして、歯周病にならないことが全身の健康につながることは間違いなさそうである。

歯周病は、サイレントディディーズ（症状もなく進行する病気）ともいわれている。もしかしたら、あなたにも知らないうちに歯周病が……。

二二　抜けた後　選ぶのはあなた

久し振りにメガネ屋に行った。近くが急に見づらくなり、眼の疲れもひどくなったからである。昔馴染みの店主に検眼をしてもらうと、近視が弱くなって老眼が進んだそうだ。そうなると当然レンズを新しいのに換えなくてはならない。レンズの度は分かったが、さて、どのようなタイプにするかは、種類が多くてなかなか判断が難しい。用途によって異なるし、ガラス、プラスティックなど素材の違いもあって、素人ではすぐには分からない。

「お任せしますよ」と言いたいところだが、使うのは自分だから一生懸命説明を聞いて、やっとのことで一つを選択する。ところが、これだけではまだ終わらない。今度はフレームである。やれやれ。メガネの選択でさえこんなに悩むのだから、歯が抜けた後の処置を選ぶのに、患者さんが迷うのも当然だと思った。

歯が一本抜けたとき、どうしたらよいか。という前に、そもそも歯は何の役目をしているかを考えてみたい。細かなことを除いて大雑把に言えば、食べる機能と、見栄えの二つである。奥歯が一本抜ければ噛みづらくなるし、前歯が抜ければ見栄えが悪くなる。だから一本抜けた場所に、何らかの処置をしてこの二つの役目を回復しようとする。

「先生、この抜けたところ、どうしたらいいんですか?」と聞かれると、私はいつも手のひらを広げて五つの選択肢を示す。そしてこう言う。「いいですか、いろいろ示しますが、選ぶのはあなた自身ですからね」

歯が抜けて噛めなくなる、見栄えが悪くなるという現象は、歯科医が積極的に関与する「疾病」の類ではなく、むしろ患者さんの生活の質の向上を考えて対処すべき「障害」の一種である。そう考えれば、抜けたところに何をするかというのは、実は歯科医ではなく、患者さん自身が選ぶべきものだということがお分かりだろう。

私の示す五つの選択肢とはこうだ。それぞれに一長一短があるが、身体に優しい順に述べると、

①何もしない(一本歯を失っても、噛む機能と見栄えに問題ないのならば、何もしないのも選択肢の一つだ)
②取りはずしの義歯(部分入れ歯)
③接着ブリッジ(両側の歯をわずかに削って、ブリッジを作り接着剤で固定する方法)
④普通のブリッジ(両側の歯に冠を被せ、その間を橋で繋ぐ方法。歯を削る量が多い)
⑤インプラント(人工歯根を骨の中に埋め込んで固定する方法)

である。

身体にやさしい順に述べたが、機能回復の度合い、見栄え、かかる診療費などは、全くこの逆の順番となる。歯科医のアドバイスを受けながら一つを選択するが、まあ、間違っても「これでなければならない」などということはない。大げさに言うならば、そのときの自分の人生観、物事の優先順位によって決定すればよい。

「ああ、面倒くさい！　お任せします」なんて言わないで、十分に悩んでください。一本の歯の回復はそれだけ価値のあるものなのですから。

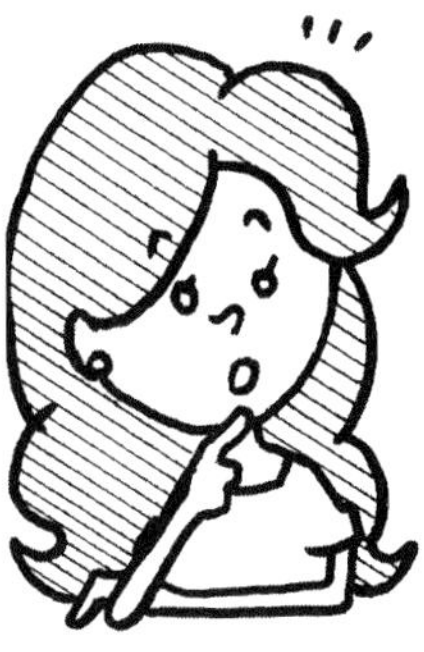

二三　歯が一本抜けたら接着ブリッジ

恥をさらすようだが、歯の噛み合わせの不調和で自分の歯を一本失ってしまった。普段診療室では、患者さんに偉そうに歯の大切さと、ケアの方法をとうとうと語っているのに、である。歯科医としてははなはだみっともないが、結構私のような歯科医はいるものだ。

そういえば、大学の医局員時代、五〇歳を超えたばかりの同僚が早々に総入れ歯になったことを覚えている。患者さんの目の前で義歯をはずして、「こうならないように、歯磨きを頑張って下さいよ」なんて言っていたが、説得力がないこと甚だしい。

たった一本とはいえ歯を失うといろいろな弊害が生じる。前歯だと見栄えがわるくなるし、発音がうまくいかない。奥歯ならばよく噛めない。歯科医からは隣の歯が寄ってきたり、向い側の歯が伸びてきたりして、歯並びが悪くなってしまうなどと言われる。そうなれば食べ物のカスもたまりやすくなって、むし歯や歯周病にもなりやすいというわけだ。

まあ、この辺りは予想もつくのだが、想定外だったのは食物が隙間から逃げて行ってしまうことであった。口の中に入れられた食物は歯で噛み砕かれ、砕かれた食物は舌と頬の動きで一塊に丸められる。ところが、これがなかなかうまくいかない。歯の抜けたところから食物が逃げて行ってうまくまとめられないのである。これは実際に経験したものでなくては分からないが、同時に人間の口の中の働きの繊細さに改めて感嘆してしまう。

さて歯が一本失われて多くの弊害が生じた場合、これを補うためにいろいろな方法がある。取りはずし式の部分入れ歯、固定式のブリッジ、インプラントなどである。もちろん何もしないというのも選択肢であることは既に述べた。取りはずしの入れ歯は厄介だし、見栄えも悪い。かといってインプラントはまだまだ怖くてやりたくない。普通のブリッジだとよい歯を削る量が多いので、これまた二の足を踏むといったような方には、接着ブリッジという方法をお薦めする。

まずは両側の歯をあまり削らない。基本的にはエナメル質という一番外側の組織だけしか削らない。あとは世界に冠たる日本の歯科用接着材を用いて付けるだけだ。だから歯科医にとっては処置が比較的容易で、患者さんにとっても負担が少ない。二回も通院していただければ終了する。患者さん達には間違いなく喜んでいただける。

もちろんよいところばかりではない。まずは、従来型のブリッジに比べれば脱落しやすい。エナメル質だけの、それも最小限の範囲しか削らないから、接着剤の接着力の低下と共に落ちてしまう。しかし、従来のようにむし歯ができて落ちてしまうのとは根本的に違い、落ちたブリッジが傷ついていなければそのまま付けられ、自分の歯は守られる。私の経験だと七～八年くらい経つと脱落することがあるが、付け直せばまた七～八年はもつ。

もっとも、これが嫌だと言うのなら削る量を多くすればよい。もちろんその分、歯にはダメージを及ぼすことは否めない。どちらを選択するかは、患者さん自身の価値観の問題として考えられる。

歯科治療に絶対はないと考えているので、大げさに言えば各個人の人生観に関わる問題である。脱落しないことを優先するか、歯を守ることを優先するか、それが問題だ！

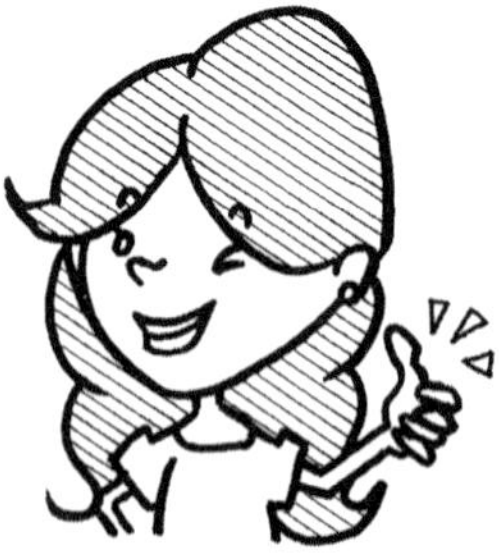

二四　紳士と入れ歯

とある高級デパートの食堂。隣席の老紳士は、すでに注文を済ませて待っている。私は何を頼もう？　メニューを見ているうちに、隣の紳士に注文の品が運ばれて来た。見なくても、匂いでわかる。鰻だ！　さて紳士が蓋を開け次にしたことは？

話しても信じられないかもしれないが、入れ歯をはずして、おもむろにハンカチにのせた。手慣れた仕草。あーぁ、この人は日常的に食事の時は、入れ歯をはずしている。合わないのだ……。歯科医でなくとも、察しがつく。おいしそうに食した後、当たり前に、また入れ歯を口に戻し、紳士は席を立った。自分の患者さんではないが、申し訳ないような気持ちで、後ろ姿を見送った。

この話は、二十数年以上前に私が実際に経験したことであるが、今でも多くの人が入れ歯をはずして食事をするという話を聞くと、歯科医としては何とも複雑な思いである。

日本の入れ歯は一六世紀から、仏師によって黄楊（つげ）の木を利用して作られていた。その技術と義歯の精密さは〝圧倒的〟に世界をリードしていた。まさに圧倒的という言葉がふさわしいほど、世界の最先端を走っていた。

当時のヨーロッパでは象牙や動物の骨を利用して作られていたが、全く機能しない、ただ単に見栄えを回復するだけの代物だったという。一方、アメリカでは一八世紀後半の初代大統領ジョージ・ワシントンが入れ歯で悩んでいた話が有名である。そこにはめられた入れ歯が合っていないことは、ドル札に描かれているワシントンの苦虫をつぶしたような顔からも想像がつく。

高齢社会にもかかわらず義歯市場そのものは縮小傾向にある。それに引き換え、合わない義歯を支える「義歯安定剤」の市場は年々拡大している。そういえば、入れ歯に義歯安定剤をつけて、急に元気になるおじさんのTVコマーシャルをよく見る。この義歯安定剤、歯科医からするとよくもあり悪くもある材料である。

まず、よい点は義歯を安定させてくれるから、よく食べられる、話せるなど、義歯本来の機能を発揮させてくれることである。一方、悪い点は、安定剤を均一の厚みで義歯の内面に付けることが難しいため、多くは、本来の位置からずれた状態で口の中に入れられてしまう。その結果、噛み合わせの位置関係が狂ってしまい、時間と共に支えている顎の骨をやせ細らせてしまう恐れがある。合わない入れ歯がさらに合わなくなってしまう。使用に当たっては、ぜひ歯科医の指示を仰いでからにして欲しい。

合わない義歯といえばこんな、泣くに泣けない話を聞いたことがある。定年を向かえた夫婦が退職金で豪華客船に乗って船旅をすることになった。デッキに出て、満天の星空を眺め、長年の苦労を静かに語り合っていた。夜風が涼しくなったので、さあ部屋に戻ろうとしたそのときである。夫が大きなくしゃみをした瞬間、哀れ入れ歯は口から飛び出し海中の藻屑となって消えてしまった。その後の旅行がどうしようもなくなってしまったのはいうまでもない。

やはり、入れ歯はよい先生にじっくりと作ってもらいたいものである。よく出来た入れ歯は義歯安定剤がなくてもぴったりと合うのだから。

二五　忘れ物名人

自慢ではないが忘れ物が多い。誰の話でもなく私の話である。恥をさらすようだが、最大のものとしては、大学受験のとき、受験票を忘れた。当日、忘れたことに気付き真っ青になったことは、今でも忘れられない。守衛さんの部屋で仮の写真を取ってもらい、辛うじて、試験はことなきを得た。歯科医になれたのも、守衛さんのおかげと感謝している。

先日も、毎度のことながらホテルで忘れ物をした。そのとき応対してくれたフロントの方から、「結構、入れ歯を失くされたり、忘れたりする方もいらっしゃるんですよ……」という話を聞いた。そういえば、信じられないかもしれないが、電車の中に入れ歯を忘れる人もあるようだ。

いずれにしても、入れ歯の忘れものとは、歯科医としては聞き捨てならない。皆さん、はずした自分の入れ歯は、夫婦、親子、友人、どんなに親しくても、見せたくないらしい。奥ゆかしいのもよいが、はずすやいなやティシュペーパーにくるんで、ポケットやら、カバンに突っ込む。さて出かける間際になって、入れ歯の紛失に気がついて、大騒ぎとなる。

実際にあった話だが、これがホテルや宿をチェックアウトした後ともなれば、収集されたゴミや洗濯物を引っくり返し、ホテルや宿の人を大勢巻き込んでの大捜査線と化す。失くした当人は申し訳なさそうな顔をして立っているが、モゴモゴ言うだけで、どこに置いたかうまく説明が出来ない。そりゃそうですよね、入れ歯をしていないのですから。

そんな時便利なのが、入れ歯ケース。最近ではいろいろな種類が出ている。可愛らしい図柄のポリ容器で、水切りの機能を備えたものや、除菌をかねているものもある。入れ歯に限らず、現在では歯ぎしり防止用のマウスピース、ホワイトニングに使うトレー、さらには取りはずし式の矯正用装置などを入れる容器もある。

そういえば、欧米では抜けた乳歯を枕の下に入れて眠ると、夜中に歯の妖精（トゥース・フェアリー）

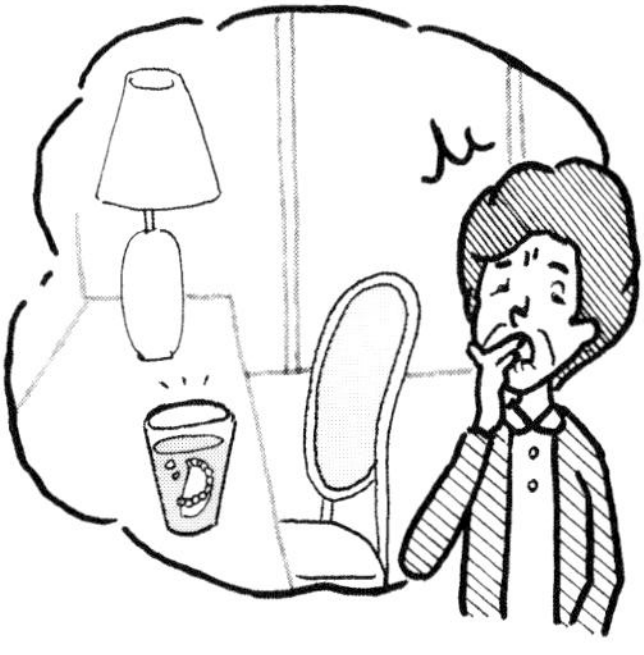

がやってきて、歯をコインにかえてくれるという伝説があり、それに基づいて作られた乳歯保管用のトゥース・フェアリー・ボックスというのがある。これが何とも素晴らしく、陶器で出来たものや、有名宝飾店デザインのものがあり、こういうものならば箱も中身もきっと大切にしてくれるに違いない。

入れ歯に名前を入れる試みも多く見られる。病院や介護施設など、入れ歯をしている人が多く集まる場所では、はずして置いておくと、誰のものか分からなくなってしまう。一歩進んで、個人情報を含んだＩＣチップを埋め込んでおけば、まさかの時にも役に立つだろう。アメリカでは自分の歯の裏側に貼り付けているくらいだから、できない話ではない。

忘れ物名人の私としては、何としてでも入れ歯にならないように努力したい。でも、もし入れ歯になってしまったら、紐でも付けて首にでも掛けておかなければ、と心配している。

二六　入れ歯と料理人

ちょいとした小料理屋に行って、ベテランの板前さんの包丁さばきを見ながら一杯やる、これはなかなか風情がある。新鮮な平目を刺身包丁でスーッとおろし、きれいな器に盛っていく。見事なものである。

次に弟子が仕込んだ吸い物のだし汁の味を確かめている。玉杓子から小皿に汁を少量入れ、味を確かめている。若干首をひねってまた確認している。二度、三度と行っているが、なんだか気に入らないようだ。そのうち、こちらを振り返ると、「旦那、最近歯医者に行って入れ歯を作ったんだけど、どうも塩梅悪くて、味がさっぱり分かんなくなってしまった」と言う。

よく聞く話である。入れ歯をすると食べ物の味が分からなくなると聞く。それも、入れ歯が大きくなればなるほどその傾向が強い。しかし食べ物の味を感じるのは舌に分布している味蕾という組織だから、入れ歯が味蕾を隠していない限り、本来、味は変わらないはずである。では何故、味が変わってしまったのだろう?

そもそも、食べ物を味わうのは、単に舌の上にある味蕾だけではない。見た目もそうだし、匂い、歯ごたえ、舌ざわり、温かいか冷たいかなどにも影響されるに違いない。つまり身体全体とはいいすぎかもしれないが、口の中のすべての組織を使って味を感じているのである。まさに食感である。それが、入れ歯によって部分的にしろ妨げられれば、味が変わってしまうのであろう。ベテランの料理人になればなるほどその違いが気になるに違いない。

それに、高齢になると味覚の感受性が衰えてくる。さらに、唾液の分泌が悪くなれば、食物中に含まれる味物質を溶かせないので、味蕾にそれを運ぶこともできなくなる。つまり食べ物は水に溶けてこそ味が出てくるのである。

先程の板前さんは、加齢に加えて、上の入れ歯を作りなおしたということで、料理人としては二重のハンディキャップを負ったことになる。

でも嘆いてばかりではいけない。歯科医も少しばかりはお手伝いしなくてはと思う。まずは、上顎《うわあご》全体を覆っているプラスティックの部分を、金属に換えるだけでもかなり回復する。金属は強いので、薄く、小さく作ることができるし、何しろ熱伝導性がいいから、温かいものは温かく感じ、冷たいものは冷たく感じる。大きなプラスティックの入れ歯では口を通り過ぎてのどに入るころに温度を感じるなど、場合によってはやけどでもしかねない。

これでもダメなら、いっそのこと上顎の部分を取り去った入れ歯（無《む》口蓋《こうがい》義歯という）を作るとよい。入れ歯の安定性は幾分犠牲になるものの、味はよく感じるらしい。上顎の粘膜で食感が分かるのであろう。

これから料理人を目指す人は、入れ歯なんかしなくてもよいように、まずはむし歯や歯周病にならないこと。そのために歯の手入れを他人の倍以上すること。そうしない限り、三つ星シェフなんか、はなから無理ですね。

【解説】 総義歯、部分義歯、ブリッジの違いについて

長い間、歯科医をやっているが、患者さんに治療内容を伝えるのがつくづく難しいと感じる。「齟《そ》齬《ご》をきたす」でも解説したが、私たち歯科医療関係者と患者さんとが、「治療用語」に関して理解し合えないことが多い。

患者さんが「入れ歯」と言っているのを、歯科医療関係者が「義歯」と言えば、患者さんにとってそれは同じものだろうか、また別のものだろうか判断に迷うに違いない。

そこで、ここでは歯が失われた時、その部分（欠損と呼ぶ）を補う三つの歯科用具（総義歯、部分義歯、ブリッジ）について各種のいい方も併せて整理してみよう。

最も大きな違いは総義歯と部分義歯は患者さん自らがはめたり、はずしたりすることができるの

に対して、ブリッジは残っている歯に固定されるので一度セメントで付けてしまえば、はずすことはできない。

機能と審美性の回復には一般的にはブリッジ、部分義歯、総義歯の順に優れているといわれている。以下にそれぞれについて説明する。

一、総義歯

上下の歯がすべて欠損した場合に、その部分に機能と審美性（見栄え）を回復するために用いられる歯科用具である。一般には総入れ歯という呼び名が最も普及している。歯科では、その他に全部床義歯、フルデンチャー、コンプリートデンチャーなどの呼び名がある。

「一本の歯もなくて、入れ歯ははずれないのですか？」とよく患者さんから質問を受けるが、確かに患者さんにとってはとても不思議に思うのだろう。そんなとき、私はガラス板と水の話を持ち出す。「二枚のガラスを合わせただけだと落ちてしまいますね。でもその間にお水を少し入れるとピタッとして二枚のガラス板ははずれませんね。それと同じ原理です」と説明する。これだけで十分理解して下さるのだが、さらに「でもガラス板のようにピタッとついていないと、水が入ってもすぐにはずれてしまうのです。だから義歯と歯茎がピタッとするように型を取らなくてはいけないのです」

総義歯は、噛む力をすべて歯茎の部分で支えなくてはならないので可能な限り面積を広くとる。

上の入れ歯は比較的安定するのに、下の入れ歯がはずれたり、いつまでも痛みがあるのは下の入れ歯の面積が十分に取れないからである。

二、部分義歯

部分義歯は一本でも歯が残っている場合に、その歯を利用して製作される歯科用具である。一般には部分入れ歯といういい方が多い。歯科では部分床義歯、パーシャルデンチャー、局部義歯などのいい方もする。

上の顎も下の顎もそれぞれ一四本ずつの歯があるので、部分義歯は一本欠損する場合から、一三本欠損の場合もすべて部分義歯として製作される。歯の抜け方に関しては、本数、部位などによって無限に近いほど多くのバリエーションがあり、製作される部分義歯もそれらに合わせて多数の形態を有する。

歯に金属製のばねをかけて義歯を安定させるので、総義歯よりは部分義歯の方がはるかに安定している。ただし、ばねが見えてしまうのでそれが嫌だという人も多くいる。

三、ブリッジ

歯が欠損した場合、その前後の歯を利用して橋をかけるようにして製作された歯科用具である。したがって、基本的には欠損部の前後に歯がなければブリッジはできない。呼び名はブリッジというのが一般的だが、歯科ではすでにあまり使われなくなってはいるが橋義歯、加工義歯、架橋義歯と呼ばれることもある。

また、前述のように歯に固定されるものだから、安定性はあり、慣れてしまえば自分の歯と同じように扱うことができ、装着しているという感覚はほとんどなくなる。しかし、逆に不都合が生じれば、ブリッジを壊してはずさなければならず、不都合な部分が解消された後、また新たなブリッジを製作する必要がある。

前後の歯を利用するのが基本だから、欠損部分は限られた本数となり、多数の歯が抜けた場合には着脱が可能な部分義歯にせざるを得ない。

二七　入れ歯に磁石

最近、身の回りに磁石を応用した便利な商品が多い。その中でも、忘れもの名人の私としては、金属板や冷蔵庫の扉にメモ用紙を押さえておくマグネットが重宝だ。ボタン状のものもあるし、バー状のものもある。中にはおしゃれに野菜や果物の形態をしたものもある。ちょいと紙を止めておくのにはとても便利だ。さらには、シート状のものもあって、そこにはマジックペンで書けるものもある。

何もマグネット文房具の解説をするわけではないのだが、女房の買い物メモ、家族のコミュニケーションボードなどに、今や欠かせないものとなっている。

まあ、説明するまでもないが、磁石にはS極とN極があって、異なった極は引き合い、同じ極は反発する性質を持つ。この強力に引き合う力を入れ歯に応用したのがマグネットデンチャーと呼ばれるものだ。

入れ歯の内面に磁石を付け、歯の方には、磁石によく付く金属板を埋め込む。入れ歯を口の中に入れると、磁石と金属板、お互いが引き付け合ってパチッと所定の位置に収まる仕組みだ。磁石の力は半永久的に衰えないので、歯さえ丈夫ならばいつまでも使える。もちろん、金属板が埋め込まれる歯があることが前提条件で、歯が一本もない総入れ歯の方は残念ながら適応とはならない。

　でも、歯根だけでも残っていれば、金属板を埋め込むことができるので、とても安定した入れ歯となる。それと磁石の特長として、垂直方向に対してしか力が掛からないから、金属板を埋めた歯をぐらぐら揺することもない。つまり、入れ歯で食事をしても無理な力は逃げていくので、歯に優しい方法といえる。それに部分入れ歯に特徴的なバネがないから見栄えもよい。

　以前に磁石と同じやり方で、歯の表面と義歯の内面にオス型とメス型の装置を入れて、義歯をパチッと固定するアタッチメント義歯というのがあった。しかし、製作するのが難しい、取り扱いが容易では

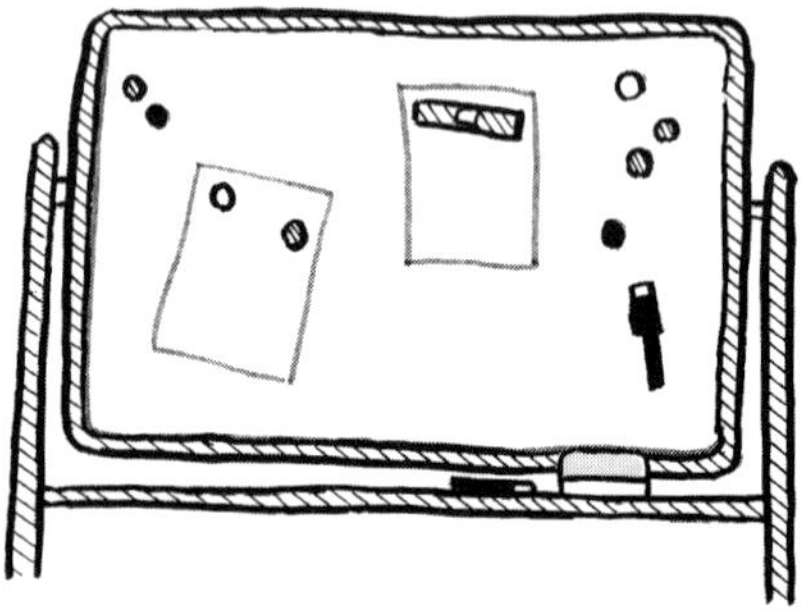

ない、しかも費用はかかるということで、一般に広く普及するところまではいかなかった。

マグネットデンチャーは、このアタッチメント義歯の欠点を補うものと期待されている。

ただ、強力な磁力を持つ磁石だけに、取り扱いには少しばかり注意が必要である。一つは、MRI（核磁気共鳴画像法）を撮るときには画像をゆがませてしまう恐れがあることから、入れ歯をはずして撮影しなくてはいけない。また、心臓のペースメーカーを付けている人にも多少影響が考えられるので、磁石は避けた方がよいという指摘がある。

そんなわけで、入れ歯が合わなくて、噛めない、すぐにはずれてしまうと悩んでいる方、歯が多少でも残っているのならば、磁石を使った入れ歯を考えるのもいいかもしれませんよ。

私の子どもの頃には、曲がった部分が赤く塗られた馬蹄形をした磁石で、砂鉄拾いなどをして遊んだものですけどねえ。

【解説】　マグネットデンチャーの普及率と値段

日本では一九九二年に初めて発売されて以来二〇年が経過しているが、すでに八〇万人以上の人に使用されているとの報告がある（公益社団法人　日本補綴歯科学会ＨＰ：http://www.hotetsu.

com/より)。したがって、現在では補綴修復治療の一方法としての地位を築いたといってもよい。自身の支台歯のみならず、支台歯がない場合にはインプラントを植立し、その上にマグネットデンチャーを製作する方法も報告されている。

保険診療としては認められていないので、値段は自由診療として各歯科医院によって異なっている。おおよそでは義歯の値段にマグネットアタッチメント一個を装着するのに五万円程度加算されるのが平均的な値段である。

二八　気になって仕方がない女優の口元

今日も仕事が終わった。夕食が済み、何か気楽な番組でもとテレビをつける。ところが、画面に女優の顔がアップになると、途端に落ち着かなくなる。口元が気になって仕方ないのである。うっ？　この前歯はさし歯だな、セラミックかな？　くつろぐはずが悲しいかな、頼まれてもいないのに、職業柄画面を見ながら診断を始めてしまう。それでも、しばらくはストーリーに集中するも、コマーシャルでまたもモデルの口元が気になる。自然光ではさほど気にならないと思われるものが、撮影の強いライトに映し出されて、見るも無惨な状況になる。タレントになろうかというような人でも、この程度である。かくも、人工の歯で天然の歯を再現するのは難しいものである。

私たち歯科医が人工の歯と見破るきっかけで、一番多いのは歯と歯茎の境目の不自然さ。さらに、それに連なる歯茎の色の変化である。次が透明感のない歯の色。まあ、キレイに並びすぎている白い歯も、天然の歯ではないだろうとの見当が付く。

ところが、外国の映画女優さんにはこういう現象がほとんど見られない。ピンク色の歯肉の上に、透きとおった、真珠のような歯がきれいに並んでいる。何故こんなに違いがあるのだろう？

これからは歯科医である私の憶測に過ぎないが、恐らくは間違いないと思っている。一つには、アメリカでは子どもの頃からの矯正治療によって天然の歯をきれいに並べることを、ある程度の生活レベルを保つ人々の多くが当然のこととして実行していること、もちろんむし歯や歯周病に対する予防も行っている。

これに対して、日本では女優やタレントにでもなろうという年齢になり、さあデビューという段階で急に歯並びや歯の色が気になる。今さら何年もかかる歯列矯正では間に合わない。そこで大慌てで歯科医院に飛び込む。それも「美容歯科」や「審美歯科」を標榜する歯科医院である。急場しのぎのように、歯を削って白いセラミックを被せ、歯並びと白さを一挙に手に入れてしまおうとする。確かに一度は所期の目的を達成することが出来るかもしれないが、一年後、二年後になれば、その状態は前述したとおりである。

セラミックなどを被せるには、歯を守っている硬いエナメル質を削って、内部の柔らかい象牙質を露出させる。ところが、この象牙質の露出は身体の他の部位で考えれば皮膚が傷ついて中の組織が顔をのぞかせるのと同じである。つまり傷口を作っていることになる。ご承知のように削った歯は元には戻らないし、現在の科学では、残念ながらエナメル質を再生することもできない。歯科医院でエナメル質を削ってしまうということは、いうならば自然には治らない傷口、すなわち慢性疾患の状況を自分達で作り出しているのである。そして、高いお金を払って製作したにもかかわらず、人工物は歯茎との相性が天然の歯に比べれば圧倒的に悪い。いつしか歯周病の症状を呈して、これまた慢性疾患の状況になってしまう。つまりエナメル質を削ることはむし歯と歯周病の危険性を同時に作り出していることに他ならない。

子どもの頃から歯に関心を持つこと、そして若い世代では安易に歯を削って白くしようなんて了見は持たないことが、自然の口元を保つ秘訣である。

たまには、ゆっくりと楽しみながらテレビを見たいものであるが、残念ながら歯医者でいる限り、仕事と趣味を兼ねて私の口元ウォッチングは一生続けられるに違いない。

〝明眸皓歯〟とは楊貴妃を指す言葉である。歯がきれいだと美人度は五割増しなのに……。

二九　大人だって矯正治療

「何かを始めるのに遅すぎることはない」という言葉がある。通信教育やカルチャーセンターなどが、定年を迎えて第二の人生を歩み始めようとしている人たちへ、殺し文句として使うことも多い。

まあ、そんな穿った見方をしなくても、新しい自分を見つけるための挑戦に、年なんか関係ないよと鼓舞してくれる言葉として理解すればよい。そういえば、グランマ・モーゼスという有名なアメリカの女性画家は、七五歳から絵を描き始め、一〇一歳で亡くなるまでに、一六〇〇点に上る作品を世に出したという。

大人になってからの歯の矯正治療についても同じことがいえる。とくに女性に多いのだが、ある程度年齢が達して、しかも経済的に余裕が出てくると、歯並びを気にして来院なさる方が多い。人間若い内は、若いというだけで美しいものである。しかし、年齢と共に容色が衰えてくると（失礼！）、肌や髪のお手入れと同時に、歯並びも気になってくる。もっと若い頃にやっておけばという後悔を胸に、健康な歯を犠牲にしてでも見栄えをよくしたいと思うらしい。つまり健康な歯を削ってセラミックをかぶせるわけですね。

こういった場合、私は最近矯正治療を薦めることにしている。すると、ほとんどの患者さんは、「えっ！　いまさら矯正ですか？」と、怪訝そうな顔をして聞いてくる。ここで、私はおもむろに冒頭のセリフ「始めるのに遅すぎることはない」と答える。まだまだ多くの人が、矯正治療は子どもの時に行うものとの思い込みがある。まあ、確かに小学生や中学生が矯正治療を受けている例がほとんどである。しかし、もちろん成人になってからも可能である。

矯正治療のメリットは何も見栄えがよくなるばかりではない。噛み合せがよくなれば当然食事がよく取れるし、噛み合せから生じる不定愁訴も解消される。歯並びが自然になれば、歯磨きがしやすくなってむし歯にも歯周病にもかかりにくくなる。

北京オリンピック・マラソン代表の土佐礼子さんが矯正装置をしていたことをご存知の方も多いことだろう。「故障が多いのは、歯の噛み合せが悪く体のバランスを崩しているから」というご主人の進言からだったという。これでメダルを取ってくれたらまさに矯正治療のお陰かもしれない*。

幸い最近の矯正装置は付けているのが分からないものが多い。なかには透明なプラスチックのマウスピースみたいなもので、食事や歯磨きの際には取りはずしができるものさえある。これならば、大人になってから始めることにも抵抗が少なくなることだろう。

あれっ！知らないうちにうちのカミさんまで始めちゃったよ。

*残念ながら北京オリンピックでの土佐礼子さんは、メダルを逃し途中棄権となってしまいました。でも正しく並んだ歯で、いつの日か必ず復活してくれるものと信じています。

【解説】 矯正治療の開始時期

矯正歯科治療は成長・発育期に行うのがよいとされている。しかし、幼児の場合は治療自体が困難な場合もあり、ある程度分別のつく年齢から始めるのが好ましい。その意味で小学生から中学生に治療開始することが多いが、近年では中・高年者でも治療が可能となってきた。しかし、その年齢では成長・発育は終了しており、顎や歯の移動が円滑でないため治療期間が長くなることが多い。またむし歯などの治療を受けていることも多くあるため、治療に制約があったり、矯正装置の見栄えの悪さをひどく気にする患者もいるなどの問題がある。（公益社団法人　日本矯正歯科学会ＨＰ：http://www.jos.gr.jp/より引用、一部改変）

・治療の一般的な期間と費用

一般に、特殊な病気による不正咬合の矯正歯科治療を除いて、矯正歯科治療は健康保険が適用できない。したがって、治療費全額が患者さんの自己負担となる。通常、複雑なマルチブラケット装置などの精密な装置を使用する場合、治療完了まで総額で六〇～一〇〇万円程度かかる。非常に簡単な歯の移動などであれば五～一〇万円程度で済む場合もある。

治療期間は不正咬合の著しい場合は装置を入れておく期間が一～三年程度かかることもあり、反対に簡単な治療で改善する場合には半年程度で済むこともある。受け口など顎に問題がある場合などは、はるかに長い期間に及ぶ場合もある。

三〇　白い歯が簡単に　ホワイトニング

「色白は七難隠す」なんて昔の人はよくいったものだ。顔の色が白ければ、他に少しくらい問題があっても結構美人に見えるという話だ。古くから美人の代名詞のようにいわれている小野小町も秋田美人も、まずは肌がかなり白かったらしい。一時はこんがり小麦色に日焼けした肌がもてはやされたが、今は断然色白だ。シミやソバカスを取る薬や肌を白くする美白クリームなどがもてはやされるのもわかる気がする。

歯も「明眸皓歯《めいぼうこうし》」といわれるぐらいだから、白い方がもてる。したがって、若い女性を中心に少しでも白くという要望は多い。日本人の健康的な歯は若干黄色味がかっているのですよと、こちらがいくら説明しても通じない。歯の色を白くするのにホワイトニングという方法がある。ホワイトニングというとおしゃれな感じがするが、要は歯の漂白である。アメリカを中心に発達し、今や世界的にも流行の兆しがある。

ホワイトニングには二つの方法がある。一つはマウスピースの中にホワイトニング材を入れ、それを歯にはめて家で行うホームホワイトニング、もう一つは歯科医院で、歯の上に漂白剤を塗り、強い光が出る特殊な器械を使ってその場で白くしてしまうオフィスホワイトニングである。どちらの方法も一長一短があり、じっくりと時間をかけて自然な仕上がりが期待できるのがホームホワイトニング、素早く簡便に白く出来るのがオフィスホワイトニングである。

欧米ではホームホワイトニングが主流で、身だしなみの一環のようにとらえられている。ドラッグストアなどでも簡単にマウスピースが作れる材料と薬剤が手に入る。ところが日本では、すぐに白くならないのでホームホワイトニングはあまりもてはやされない。一度試したがあきらめてしまったという人が多い。日本人はせっかちなんでしょうかね？

ホワイトニングの原理は大雑把に言ってしまえば、歯の表面についた汚れや目に見えないほどの隙間に入り込んだ汚れを、漂白剤（多くは過酸化水素、過酸化尿素）で溶かし出すことである。それだけでも白くなるが、さらには、歯の最表面にあるエナメル質に微妙な凹凸が生じるので、そこに光が当たると乱反射して白く見えるようになる。

まあ、いいことばかりではないのが世の常だが、以下の二点が欠点として指摘されている。一つは隙間に入った汚れが取れるときれいにはなるが、その後遺症として冷温水などにしみやすくなり、その刺激が象牙質まで達すれば当然のことながら象牙質知覚過敏症を併発する。またもう一つは白さが永久的に続くわけではなく、「後戻り」といって汚れが再付着すると、数か月後にはその効果が失われてしまうことである。

そんなわけで、オフィスホワイトニングで素早く白くし、そこで得られた白さをホームホワイトニングで維持するという方法がお薦めである。元プロ野球選手や韓流の某さんのように、まるで洗面所のタイルみたいに真っ白というのも如何なものかと思いますが、やはり白いキレイな歯は気持ちよいですね。

【解説】　シェードガイド

端的にいえば「色見本」である。歯科には詰めたり、被せたりする行為が多いが、現在ではできるだけ自分の歯と同じ色を入れたい。いや、場合によってはホワイトニングのように自分の歯より白くしたいという患者さんも多い。そのような時に参考として用いるのがシェードガイドである。

シェードガイドは各社より発売され数種類あるが、もっとも高頻度で使用されているのはVITA社（ドイツ）のものであろう。全部で16色ありA（赤系＝A1・A2・A3・A3.5・A4）、B（イエロー系＝B1・B2・B3・B4）、C（グレー系＝C1・C2・C3・C4）、D（ダークブラウン系＝D2・D3・D4）の四系統に分かれている。それぞれ数字の多い方が濃くなっている。日本人はA系統、それもA3～A3.5が多いが、最近では修復物などにA2くらいの仕上がりを希望する人が多い。アメリカ人はA2～A2.5と日本人よりやや白い傾向を示す。欧米人は日本人には少ないC系、D系が多い。

VITA社のシェードガイドをホワイトニングに用いるときには、以下のように明度順に並び替えて用いることが多い。

B1・A1・B2・D2・A2・C1・C2・D3・A3・D4・B3・A3.5・B4・C3・A4・C4（上から明度順）

また、B1よりさらに明るい四種のシェードが他社から発売されているが、白く、明るすぎる傾向があるため一般にはあまり使用されていない。

三一　テトラサイクリンで黒くなってしまった歯

　昔、といってもそれ程遠い昔ではなく、せいぜい明治時代初期まで、歯を黒くする習慣があった。今から思えば「え～っ！」と驚くほどだが、江戸時代には、とくに結婚したご婦人が、その証として歯を黒く染めたそうだ。どこから伝わったものか、あるいはいつから始まった習慣かは諸説あるが、化粧の一種であったらしい。

　このお歯黒、植物から採れるタンニンと呼ばれる粉剤と、酢酸第一鉄という液剤を交互に塗るのだが、両者ともにむし歯予防に効果がある。だからお歯黒をした女性にはむし歯が認められないという。このむし歯予防効果に着目して現代風にアレンジした歯科用製品もあるほどだ。

　現在では白い歯が、圧倒的に人気がある。だから、歯が黒くなってしまう病気は大変だ。病気というのではないのだが、薬の副作用の一つとして出現することがある。当人は何も悪くはないのに、母親の妊娠時に、あるいは自身が幼いころに服用した（服用させられた？）抗生物質の影響で、歯が黒くなってしまうことがある。

　アクロマイシンをはじめとしたテトラサイクリン系抗生物質の服用によるものだが、歯の表面全面に、あるいは一部に、場合によっては縞状に黒変が出現する。黒さの程度も、変色の範囲もさまざまである。

テトラサイクリン系抗生物質と、歯が黒く変化することの因果関係が解明されたのはかなり以前（アメリカでは一九六〇年代）なのだが、この知識が広く医学界に知れ渡るのが遅く、多くの人が変色歯を持つことになったのは極めて残念なことである。

このテトラサイクリン変色歯の治療はなかなか難しい。よほど軽度の場合ならホワイトニングで白くすることも出来なくはないが、完全には元に戻らない。そうすると、現在の技術では残念ながら歯を削って、人工物で歯を覆い隠さないといけない。

それでも、あまり歯を削りたくないので、現在広く行われているのはラミネートベニア法と呼ばれるもので、歯の表面、外から見える部分だけを薄く（可能な限り歯の防護壁であるエナメル質内だけ）削り、白いセラミック板を接着剤で貼り付ける術式である。この方法は歯につける接着剤が進歩したおかげで可能になった術式で、歯並びが悪かったり、先天的に小さな歯だったり、隙間があいている場合にも簡便な方法として用いられている。

ラミネートベニア法が登場する以前は、歯の周囲をすべて削って被せ物を作っていたので、歯を守るという観点からも大進歩を遂げたわけである。といっても、極端に黒変していたり、とくに下の前歯で噛み合わせがきつい場合には、現在でも歯を犠牲にして被せる方法を選択することも多い。

う～ん、江戸時代ならともかく、今はやはり白い歯がいいですね。それにしても、早くから分かっていたのに、どうしてテトラサイクリン変色歯を防げなかったのだろう。

女性のお笑いタレントが変色歯で笑いを取っているのを見ると、笑えずに何とかしてやりたいと思うのは職業病でしょうか。

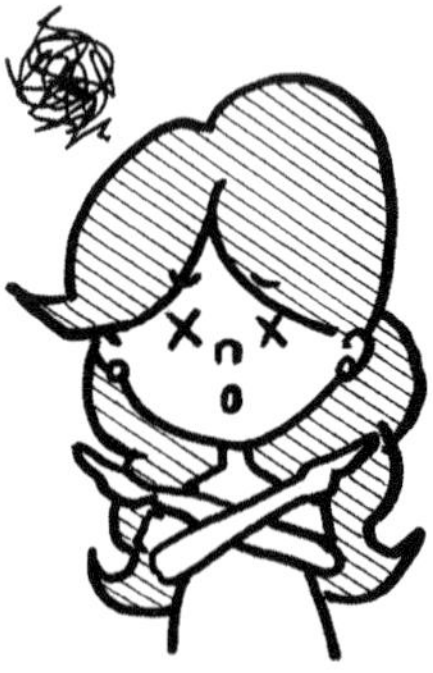

三二　フランス・食文化・インプラント

落語の三題話みたいだが、私の貧乏フランス留学生時代の話である。今でこそ、何年のボルドーワインは……とか、気取って愉しむこともあるが、その頃は生まれて初めて飲んだワインの味に酔いしれた。学生食堂ながら、オードブル、メイン、チーズにデザートのわずか百数十円のメニューは、貧乏学生には立派なフランス料理に見えた。もちろん、少しお金を足せばワインも飲める。さすがフランス、食の国よと思ったことを覚えている。

当時、フランスの歯科における得意分野は、インプラントであった。ご存知の方も多いと思うが、歯が抜けた部分の骨に、金属製の人工歯根をねじ込み、元の歯のように回復する方法である。入れ歯と違って取りはずす必要もなく、またブリッジのように両隣の歯を削る必要もない。子どもの時に生える乳歯、大人の歯である永久歯に続く、「第三の歯」とも呼ばれる画期的な治療法として知られる。

私はその歯科インプラントの父と呼ばれたC教授の下で勉強をしていた。まだインプラントの術式そのものに信頼性が低く、何年もつかが話題になっていた時代である。いうならば博打みたいなもので、成功するかしないかはあなた次第であった。

私は手術中よく教授に、このインプラントはどれくらいもつのですかといっては叱られていた。「そんな質問、何の意味もない。患者さんが今、食事を楽しめるかどうかが大切なんだ」と。確かにフランスは食文化が発達した国である。食べられないのは死ぬことと同じ、との思いがあるらしい。日本人にとってはかなり大げさと思うけれど、狩猟・肉食民族と農耕・草食民族との違いかもしれない。歯が抜けて入れ歯になってしまえば、フランスのあの硬い肉は噛み切れない（失礼！）。

そういえば、ある患者さんのインプラントを使った総入れ歯が、日本円にして実に二〇〇〇万円もしたことを思い出した。現在、日本で同じものを作ろうとすると三〇〇～五〇〇万円程度であるが、いかに当時は希少で高価な術式であったかが分かる。目の玉が飛び

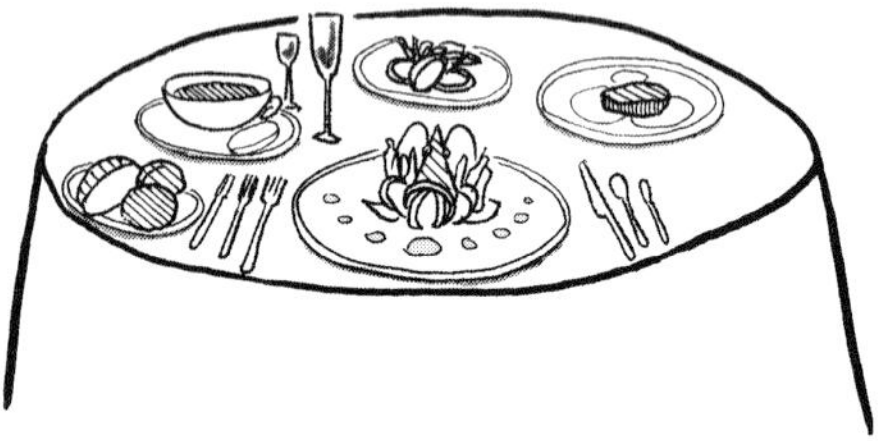

出すくらい驚いたが、同時にフランス人のあくなきまでの食に対する執着心にも感心した。その後、数年たってC教授が日本を訪れたが、私たちが豆腐を好んで食べるのを見て、日本でインプラントがはやらない理由がやっと分かったと言っていた。

すでに四〇年以上も経過しているが、インプラントを埋め込む技術も材料も、またインプラントをめぐる学問もかなり進歩した。しかし、進歩はしたが相変わらず不確実な要素が強い術式の一つであることも間違いない。歯科医が一日や二日講習会で勉強した程度で出来る代物ではない。きちんとした設備のあるところで、きちんとした技術を持った先生にやってもらってはじめて、一〇年以上の成功例が得られるのである。皆さんには、詰め物や被せ物をしてもらうのとは、全く次元が異なることを、ぜひ理解してもらいたい。

食文化がインプラントを育て、インプラントが食文化を変えるのであろうか？

三三　インプラント治療の危険性

まさに「諸刃《もろは》の剣《つるぎ》」とい言う他はない。確かに有効な手段で、素晴らしい治療法なのだが、一つ間違うととんでもないことになる。何の話かと言うと、今ものすごい勢いで広まっている歯科インプラントのことである。

おそらく、歯科医院でインプラントを勧められた皆さんは、部分入れ歯やブリッジより、はるかによい方法であるとか、第二の永久歯と呼んでもよいなどという、夢のような話を多く聞かされたことと思う。

ところが、インプラントの危険性についてはあまり聞かされていないようだ。インプラントする場所の骨が薄いから、骨を足さなくてはならないとか、神経が近くにあるから手術が難しいなどという説明はあっても、インプラント自体がかなりリスクの高い修復法であることの説明は少ない。

そもそもインプラントは、部分入れ歯やブリッジなどと違って、神経や血管が分布している骨の中にまで入り込む外科手術の一つであることを肝に銘じなければならない。

歯科医を養成する大学の教育課程の中で、インプラントの臨床実習はない。ということは、歯科医師免許を取得してから研修することになるが、もちろん一日や二日の講習会ですべてを覚えられるものではない。ところが術式そのものはそんなに難しくなく、しかも高額の治療費を要求できるので、歯科医が安易に取り入れる傾向にある。

まだ保存可能な歯を残す努力もしないでインプラント治療を勧める、なんて考えたくはないが、そういう話も聞こえてくる。半分を骨の中に埋め、残りの半分を口の中に露出しているインプラントは、常に生体の拒絶反応と感染の恐れにさらされている。そのため感染対策が十分でないと、歯周病のようにインプラントの周囲が腫れてしまい、ぐらぐらとなってインプラントを除去しなくてはならない。もちろん、手術中に神経を傷つけて唇の麻痺がいつまでも続いたり、血管を切って極度の内出血が起これば、訴訟問題にまで発展することも多い。

ある歯科大学の口腔《こうくう》外科の教授が「君たちの安易な手術のせいで、インプラント除去に忙殺されている私達の身にもなってくれ！」と講演会で叫んだ声が忘れられない。

うまい話にゃ裏がある、とまでは言いたくないが治療費が高額なだけに、セカンドオピニオンを受けて慎重に選択するのがよい。近年の、インプラントの進歩を否定するものではないが、臨床応用するには歯科医の十分な訓練や資格を厳しく定めるなどの、法的な整備が必要というのが正直な思いである。

【解説】 インプラント治療の是非

私はインプラントを完全に否定しているわけではない。むしろフランス留学中に初めて経験したインプラントの術式に完全に魅せられてしまった。ただ、今のインプラントの隆盛はあまりに安易すぎるのではないかと懸念を抱いている一人である。

以下に私が問題と考えている点を列挙してみる。

一、インプラント教育の不足

歯科医は、インプラントについての知識を全く持たないで卒業するのがほとんどである。近年になっては、わずかな時間ながら講義を行うところが増えてきたが、クラウンブリッジ学の一環として教育されている程度では十分ではないと考える。

インプラントを支える骨組織、解剖形態、生体の免疫反応などの学問を習得するには、少なくとも一年間のカリキュラムは絶対に必要と考えている。わずか一〜二回の講習会で学ぶ程度で施術を行うのは危険であるし、無謀であるとさえと考えている。

二、インプラント臨床実習経験の不足

歯科大学における講義とともに不足しているのは実習である。臨床実習が困難なのは理解できるが、模型、あるいは他の動物の骨（たとえば豚の顎骨）などを利用して行うことくらいは実地していただきたい。私たちが補綴修復学でクラウン、ブリッジの実習をするとき、あるいは義歯製作実習ではどのくらい時間を割いていたであろうか。私の経験では少なくとも半年から1年くらいは時間を割いていたと思うが。

三、インプラントは生体にとって異物であるとの認識不足

前の二項は、すぐにでも解決できるものである。しかし、インプラントが基本的には危険なものであるという認識はなかなか理解されていない。インプラントに限らず生体内に異物が侵入すれば生体は拒絶反応を起こし生体外に除去しようとする。とげや魚の骨が刺さっても一〜二日すれば自然と抜けてくるのと同様、自然の摂理なのである。

もともと顎堤は、そこにあった歯を生体が拒否して排除してできた部分である。その排除するに至った原因を解決しなければ、歯と同様なものを埋め込んでも再び排除しようとする力が働くのは当然である。私たちはこの自然の摂理に逆らってインプラントを埋入している事実をしっかりと念頭に置いて、インプラントを長期間保持するための努力をしなくてはならない。私のフランスでの

恩師が、埋入後は徹底的にインプラント周囲のケアが必要なことを力説していたことを思い出す。

・インプラントと入れ歯、どちらを勧めますか？

難しい質問であるが、答えは一つではないと考えている。すでに記述したが欠損は「障害」であるので、そこに対する処置の選択は歯科医ではなくて患者自身が決定するものと考えているので、私がこちらにしろと勧めるということはない。患者が選択しやすいようにいろいろとヒントとなるような各種修復物の利点欠点を話すことはあるが、その時は患者さんの年齢、家庭環境（金銭的なことも含む）、社会的地位などを考慮している。私自身が患者の立場となった時には、現時点では入れ歯を選択すると思う。

三四　長嶋型かジョーダン型か

熱闘甲子園、プロ野球、メジャー・リーグと、相変わらず日本人の胸を熱くするのが野球である。かくいう私も子どもの頃は夕方暗くなるまで、近所の原っぱでボール遊びをしていた。大人になってからはもっぱら野球観戦であったが、私の時代は間違いなく、王、長嶋の時代であった。彼らのプレーを思い出しては自分の甘酸っぱい青春時代を重ね合わせていた。

歯科医になってからも彼らの時代は続き、二人とも毎日の激しい戦いと練習で、奥歯（臼歯）がぼろぼろになってしまったという話に関心を持った。そうか、やはり力を出すためには奥歯（臼歯）をギュッと噛みしめなくてはならないのだ、と思ったものである。その後、多くのスポーツで同様のことが語られ、いつしかそれは世間の常識となった。相撲、ラグビーなどの格闘技、あるいは格闘技の要素の強いスポーツはもちろん、接触プレーのないゴルフでさえ飛距離を出すためにも噛みしめることが重要とされた。飛距離アップのためのマウスピースなどという、怪しげな商品も売られた程である。

ところが、噛みしめなくても力を出す人はいるらしい。いや、むしろ噛み合わせていない状態の方が、力を出すタイプの人がいるらしい。北海道医療大学の石島　勉教授の噛み合せと背筋力の関係を調べた研究によると、日本人の約三分の二の人が奥歯（臼歯）を噛みしめると背筋力が最大値を示し、残りの三分の一はむしろ噛み合せていない方が力を発揮すると報告されている。かの有名なアメリカのプロバスケットボール選手だったマイケル・ジョーダンは、力を出すときでも口を開けたままだったそうだ。そういえば、舌を大きく出しながら、相手の防御をかいくぐってシュートする写真が多く見られた。第一、もしそうでなければ、その度に舌を噛み切って血だらけになってしまったことであろう。野球に詳しい人ならば、一昔前に巨人軍に在籍していたガルベス投手も舌を出しながら投球していたことを覚えているだろう。

噛みしめると力を発揮するタイプの人は、えらの張った、四角い顔をしている人が多い。それは、噛む力を生み出す筋肉と顎の骨が発達しているからである。フーテンの寅さんみたいなタイプである。ただ、噛む力が強いが故に奥歯、あるいはそれを支える骨、さらには顎の関節にもダメージを与えてしまうことが多い。したがって、こういうタイプの人は歯を防御するためにも、ボクシングの選手がはめているようなマウスピースを歯科医院で作ってもらうのがよい。

王、長嶋派か、はたまたマイケル・ジョーダン、ガルベス派か、あなたはどちらのタイプですか？

三五　頰杖ついたら顎関節症？

春とはいえ、まだまだ寒さの残る昼下がりのカフェ。弱い陽射しが、レースのカーテン越しに部屋一面を照らしている。テーブルの上のコーヒーを口に運ぶわけでもなく、遠い世界に思いをよせるかのごとく、少女が頰杖をついて窓の外を眺めている。二階の窓からは、葉を落としたままのケヤキ並木越しに、引っ切り無しに行き交う車が見える。気だるい雰囲気に包まれたまま、時はゆっくりと流れて行く……。

う～ん、アンニュイだなあ。ボーッと眺めていた私だが、ふとわれに返り、「頰杖はいかんなあ」と気になり始めた。少女はかなり長い間、片方の手で頰杖をしたままなのである。教えてあげようかな、と思った。何か話しかけるきっかけはないだろうか？　いやいや、こんなところで、見ず知らずのおじさんから話しかけられれば、驚くに違いない。驚くだけならよいが、変なおじさんとばかり、警察にでも突き出されたらたまらない。

何が心配かというと、頰杖ばかりをついていると、顎《がく》関節症を引き起こしてしまうことがあるからである。顎関節症というのは、上あごと下あごをつないでいる関節部分に起こる疾患で、あごを開いたり閉じたりするときに、雑音（その音の様子からクリック音とも呼ばれる）や痛みを生じ、そのために口が十分に開かないなどを主な症状とする。

さらには、首筋の痛みや肩こり、腰痛などまで引き起こす。子どもでも、大人でも年齢を問わず、さらには性別も問わない。つまり誰でも起こる可能性がある。顎がまっすぐに開かない、歯軋りや噛みしめが多い、詰め物や被せ物が合わないなどが原因で生じる。先ほど述べた少女の頬杖もそうだが、大きなあくび、寝違えなどが引き金となって起こることもある。こういった諸原因の結果、顎を動かす筋肉が異常に緊張してしまうのである。

治療法は、他の疾患と同じように、まずは顎関節症を起こしていると思われる原因を除去する、筋肉の緊張を取り除くことから始める。マウスピースをはめたり、噛みあわせの状態を直したりする、鎮痛

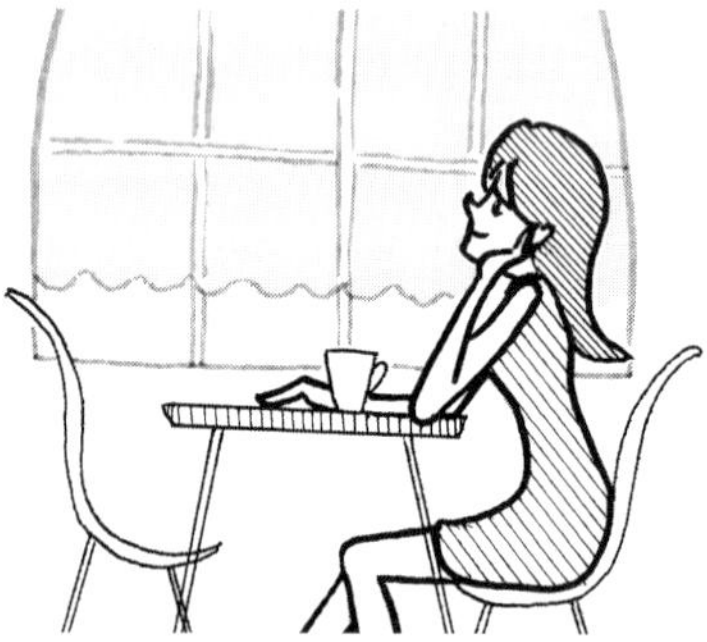

剤、消炎剤、筋弛緩剤などの薬物療法、また冷湿布、温湿布、マッサージなどの理学療法も症状の緩和には効果的である。

頬杖のように、原因がはっきりと分かるものはまだよい。確かに顎関節がおかしいとはいうものの、原因が全く分らず、治療の施しようのないものも時として見受けられる。こうなると、顎関節という局所的な問題だけではなく、心身医学的なことも考えなくてはならない。

やはり、あの少女には頬杖はよくないことを伝えておこう。と思ったら、少女はいないではないか。それにここはカフェでもない。医局の窓辺でスタッフのひとりが、頬杖をついてうたた寝をしているだけだった。あれれっ！　夢を見ていたのかな？

【解説】　顎関節症患者、多いのは男性？　それとも女性？

顎関節症、あるいは顎関節異常といわれる患者の主要症状は、「頭部、顔面の痛み、下顎運動の障害、運動時の障害、運動時の関節雑音とされているが、同時に聴覚、平衡感覚、視覚の異常、咬合の異常、頭痛、肩や腕のこりや痛みなど、顎口腔系以外の部位の異常が訴えられることも少なくない」と説明されている。

年齢との関係は、若年者と老齢者との間にはあまり差がなく、患者として受診したものの年齢構成では、二〇～三〇歳、五〇歳前後にピークの傾向があることが報告されている。

また性差については疫学的調査では女性の方がやや多い傾向があるものの、その差はあまり多くないが、顎関節異常者として受診する比率は、女性の方が圧倒的に多いとの報告がある。その理由は明らかではないが、女性に特異な身体的あるいは精神心理的な条件や生活環境、行動様式の違いが関係していると考えられる（藍　稔＝顎機能異常と咬合、医歯薬出版、東京、一九九九、10～24頁より引用改変）。

三六　唇閉じて　歯はかまない

暮れから正月にかけて、象牙質知覚過敏と歯の腫れに悩まされた。その影響で肩は痛いし、首はこるわで散々だった。医者の不養生を絵に描いたようで、実に恥ずかしく、しかも情けなかった。お陰でクリスマスのディナーも、正月の料理もちっとも美味《おい》しくなかった。患者さんの苦しみが改めて理解できた次第である。

今の歯科医療は生物学的アプローチが全盛である。つまり歯科における二大疾患であるむし歯と歯周病は、いずれも口の中にいる細菌が関係し、その細菌を駆除？　あるいはコントロールできれば、すべて解決すると考えられている。だから、口の中の細菌の固まりであるプラークを除去する、プラークコントロールが重要であるとされている。歯磨き、歯間ブラシ、デンタルフロスを使用して徹底的に口の中をきれいにしなさいと、私自身もこの欄で幾度となく解説してきた。

もちろん、それは間違いではないし、今でも二大疾患の予防の一番の選択肢である。この生物学的アプローチは、歯科治療が長年行ってきた機械的アプローチへの反省であり、反動でもある。むし歯は削って詰めれば治ると信じられていたし、歯が抜けても正確に削って、精密なブリッジを入れれば、元のように復元すると、歯科医も患者さんも信じていた時代への反動である。

ところが、長年患者さんを拝見していると、どうもプラークコントロールだけでは解決しないいくつかの症状があることに気がついた。プラーク一つ無いきれいな口なのに、むし歯のように冷たいものや、熱いものにしみる症状を呈していたり、まるで歯周病のように歯がぐらついていたりするのである。

こういう症状を呈する患者さんの多くが、働き盛りのサラリーマンであったり、受験を控えた子どもを持つ主婦であったりする。こうなれば、心因性ストレスを含めたストレスの影響が大きいことは、容易に想像できた。ストレスにより知らず知らずに歯を食いしばり、さらには夜間睡眠中の歯軋りへと発展していく。その挙句、歯を守る大切なエナメル質が欠けたり、ひびが入ったりして、象牙質に影響を及ぼして知覚過敏を呈する。歯が丈夫だと、歯を支えている歯槽骨を壊して、細菌が原因ではない歯周病をおこす。

日本には古くから、歯を食いしばって頑張りますなんて言葉があるが、歯は食事で咀嚼するとき以外は噛んではいけないのである。爪をかじるのも鉛筆をかじるのも、もちろんいけない。歯でビンの栓を抜くなんて冗談でもやってはいけない。

そういう癖のある人たちに、歯科医の中では知る人ぞ知るおまじないがある。「唇閉じて、歯はかまない」。心当たりのある方は是非実行して頂きたい。

【解説】 ＴＣＨって、お分かりですか？

食事や発音などの機能時以外の時間に歯が無意識的に触れて起こる噛みしめ（クレンチング）、歯ぎしり（ブラキシズム）等は、昔から知られてはいるが、適切な治療法がなく治癒が困難なことが知られている。主症状としては咬合痛、象牙質知覚過敏等の痛みの発生、歯に咬耗やクレーター状の欠陥等の形態的変化を生じる。治療法には根本的な解決法がなく痛みを軽減させたり、咬合調整を行ったり、充填、歯冠修復物を装着する対症療法だけしか行われていない。したがって、一時的には症状が緩和されるものの、根本的に治したわけではないのでまた再発する恐れが十分にある。

そこで、本来食事や会話をするとき以外の歯の接触は不必要であるという考えから、この不必要な歯の接触癖をＴＣＨ（Tooth Contacting Habit）と名付け、これを是正する方法が提唱された（木野孔司＝東京医科歯科大学顎関節治療部）。

その方法とは、自分の身の周りの色々なところに、「噛んではいけない」という紙や、シールを貼っておき、それを見たら上下の歯が接触していないかどうかを確認し、もし接触していたら離すということを繰り返すものである。木野によれば、この方法で顎関節症がかなりの確率で改善されたとのことである。クレンチング、ブラキシズムや顎関節症で治癒の難しい患者さんに対しては、一度試みてみる価値は十分にあると考える。

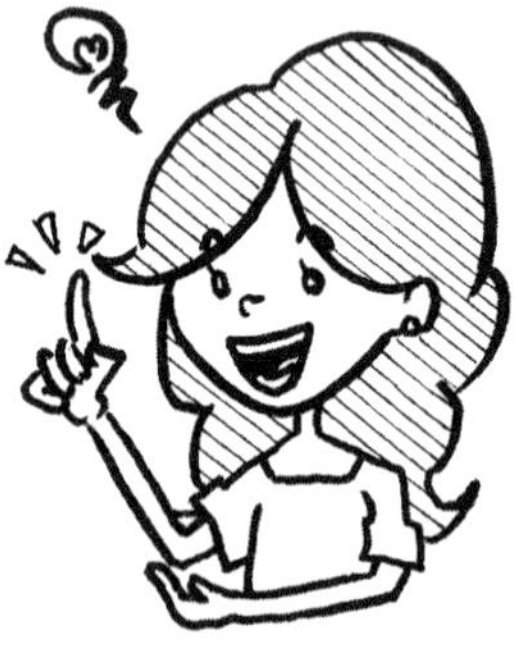

三七　口臭はキムタクにでも助けてもらおう！

「阿吽《あうん》の呼吸」という言葉がある。まあ正式な語源はともかくとして、ものいわずともお互い自然と相手の心がわかることと理解されている。私たちの年代は相手の気持ちを察知するというのは美徳であり、人間関係を円滑に保つための大切な芸の一つとされていた。「男は黙って……」とか、「俺の背中を見ろ……」なんていう言葉も自然と通用した時代である。

ところが、昨今、こんな話はほとんど通じない。「ちゃんと言ってくれなきゃ判らないじゃないですか」などと言われてしまう。多民族からなる欧米先進国では、はっきりと意思を伝えないと分かってもらえないし、自分の意見をはっきりと言えない人は、価値のない人のように捉えられる。「阿吽の呼吸」なんぞ望むべくもない。

対話が必要となれば、相手に好印象を与える努力も大切だ。口臭など振りまいていては、話にもならない。タバコの吸いすぎによるヤニ臭さ、二日酔いのアルコール臭、餃子食べ過ぎのニンニク臭などは論外だが、エチケットの一つとしてさわやかな息を保ちたい。

口臭の原因は、特別な内臓疾患の場合を除けば、多くは食べ物のカスと、それらに群がる細菌の仕業と考えた方がよい。つまり、口の中を丁寧に清掃しない、あるいはできない結果として起こる。食べ物の残りカスに群がる細菌たちは、むし歯にも、歯周病にも、さらには口臭の原因にもなっている。

そうなればやはり歯磨きが大切なのだが、もう一つ、舌苔《ぜったい》と呼ばれる、舌の表面に無数にある溝に付く、白色の汚れを取り除かなくてはならない。その中身はむし歯や歯周病の原因となるプラーク（細菌の固まり）と同じなので、歯の周りだけを掃除しても口臭は治まらない。一生懸命歯磨きに励んでいるのに、口臭がなくならないと言う人は舌の上を掃除することをお薦めする。幸い、舌ブラシとか、舌クリーナーとか呼ばれるものが市販されているので、試してみるのもよいだろう。

また、最近では口臭に対する検査機器も発達して、かなりの精度で原因が判別できるといわれている。ひとりで悩んでいないで歯科医院を訪れて調べてもらうのがよい。大学病院でも、「息さわやか外来」とか、「ブレスケア」とかきれいなネーミングがされ、気軽に受診できるようになっている。

ちなみに口臭予防サプリメントなるものが数多く市販されているが、歯科医から言わせれば、こういうものに頼るより歯科医院における清掃と、日常の手入れの方がズーッと大切である。もっと効果的なのは恋人ができるか、木村拓哉君なんかに、「歯がきれいな子って、いいよね」なんていって頂くことなのですが……。

【解説】　口臭測定器

「口臭」とは口から吐き出される息（呼気）のにおいである。当然のことながら歯科で扱うものは不快な、嫌なにおいを指す。口臭の原因は、まずは口腔内に起因するもの、内科的疾患によるものの二通りに分けられる。これに、現在では他人は全く気付かないのに、自分だけが臭うと感じている「自臭症」を加える見方もある。

口臭の測定法であるが、口臭測定器と呼ばれるものが数多く市販されているが、まだ決定的なものがないのが現状である。口臭測定器よりもいまだに、患者の呼気に鼻を近づけてにおいを嗅ぐ「官能測定」と呼ばれるものが最も確実であるといわれている。

以下に、口臭測定器の種類を記す。

一、ガスクロマトグラフィー

注射筒のようなもので、口腔内のガスを採取しガスクロマトグラフィーにてその成分を分析する。

臭いの成分は二〇〇〜四〇〇種類といわれているが、それらのすべてを計測することは難しいので、悪臭の基と考えられている揮発性イオウ化合物（主に硫化水素、メチルメルカプタン、ジメチルサルファイドの三種）にターゲットを当てて測定するものである。現在、大学などでもっとも使用されている機器で信頼性がある。しかし、口腔内のガスを計測すること自体が、すなわち口臭を意味するのかとの疑問もある。

二、ガスセンサーによる簡易測定器

検出器として、半導体ガスセンサーや電気化学式ガスセンサーを用いたもの。対象とするガスは揮発性イオウ化合物であるが、その検索性の信頼度は乏しいといわれている。

三、口腔内ウレアーゼ活性測定器

ウレアーゼとは、尿素をアンモニアと二酸化炭素とに加水分解する酵素で嫌気性細菌に多く含まれている。そこでこの原理を応用し尿素の水溶液を口の中で一定時間リンスする。そうすると細菌のウレアーゼでアンモニアが生成される。このアンモニア濃度を測定することによって口臭の原因となるウレアーゼ産生細菌量を知ることができる。口腔内の汚染度を判別できるため予防歯科でも応用されている。

三八　猛暑で売れた知覚過敏歯磨き

象牙質知覚過敏症が増えている。どんな病気かはよく分からないけれど、テレビのＣＭでも盛んに連呼しているから、「チカクカビン」という言葉は聞いたことがある人も多いことだろう。一昔前のワープロだと「近く花瓶」などと変換されて、私たち歯科医を煩わせたものだ。

歯は本来、丈夫で硬いエナメル質という組織に覆われ、中にある象牙質や歯髄《しずい》（神経と呼んでいるもの）などの生きた組織が守られている。むし歯でその大切なエナメル質が解かされて象牙質が露出すると、痛みが出るのはご承知の通りである。まあ、皮膚にたとえていうならば傷を負ったのと同じと考えてよい。ところがむし歯でもないのに歯がしみることがある。それは歯軋りや誤った歯磨きのし過ぎで、むし歯と同じようにエナメル質が失われて象牙質が露出する事があるからである。もちろん事故で歯が欠けることだってある。

象牙質知覚過敏症とは、何らかの理由で歯の表面に露出した象牙質に、熱いものや、冷たいものが触れると、象牙質を通じて神経にまで刺激が伝わり痛みを生じるものである。ぬるま湯でなければ口をすすぐこともできないなどという人は、知覚過敏症を疑った方がよい。

歯周病で歯肉が下がって、歯の根元が露出している場合もしみることが多い。楽しみにしている湯上りのビールも、いきなり飛び上がるほどの痛さでは、湯冷めならぬ興醒めすることは間違いない。

この病気、頭痛、腰痛などと同じで、いうならば症状そのものが病名になっていて、原因も多岐にわたっている。ストレスもその一つと考えられ、現代のストレス社会では、知らないうちに歯を食いしばったり、歯ぎしりをしたりすることが多いので、エナメル質にひびが入ったり、欠けたりして知覚過敏を生じる。せいぜい仕事中はリラックスして、上下の歯がぶつからないように意識するのがよい。「噛んではいけない！　噛んではいけない！」と常に自分に言い聞かせているだけで、ずいぶんと違う。また、就寝中に歯軋りをする人は、同じようにエナメル質を傷つけ知覚過敏症を生ずる場合があるので、歯科医院でマウスピースを作ってもらうことを薦める。

最近は、歯の白さを求めてホワイトニングを希望する患者さんが多い。目に見えない表面の傷や割れ目に汚れが入ると、歯は何となく黄ばんで、汚れてくる。これを漂白剤で溶かし出し、歯本来の白さを取り戻すのがホワイトニングである。しかし、このホワイトニングを行うと知覚過敏を生じることが多い。汚れで詰まっていた亀裂がキレイになれば、空気も液体もスイスイ通りやすくなって、しみるようになると考えればよい。もちろん、そうならない人もいるのだが、多くの人は知覚過敏が生じると考えた方がよい。白さを求めれば、しみることも覚悟の上と承知願いたい。

どんな注意をしていても、象牙質知覚過敏症になってしまったら、最初に専用の歯磨き剤を試してみる、それでも続くようならば歯科医院に行って適切な処置をしてもらう。それも、いきなり神経を取るなんてことをしないで、歯に優しい処置からお願いするのがよいだろう。

地球温暖化の影響か、最近の夏は猛暑が続く。ところが、この猛暑のおかげで、知覚過敏専用の歯磨き剤の売れ行きが好調らしい。にわかには信じられない話だったが、実際にそうだったらしい。猛暑だと冷たいものが食べたくなる。冷たいものを食べれば歯にしみるので、専用の歯磨き剤が必要というわけだ。風が吹くと桶屋が儲かるの類ですね。

【解説】　象牙質知覚過敏を放っておくと

患者さんから、「先生、このままにしておくと、どんどん悪くなるのですか?」と尋ねられることが多い。その時の私の答えは、「知覚過敏自体はご自身で気にならなければ、そのままでもいいですよ。でも、その痛みが他の病気から来ていたり、あるいは他の病気に進展する可能性があるとすれば問題ですね」である。

知覚過敏は、いうならば単なる症状を現わしているに過ぎないわけだから、それが治まってしまえば問題はない。しかし、知覚過敏の原因が噛みしめや歯ぎしり等の咬耗によるものだとすれば、まずはそちらを治さなくてはならないし、歯磨きのし過ぎによる摩耗ならば、歯磨きの正しいやり方を教えなくてはならない。つまり、原因を解明してそれぞれに適した対処を行う。

また、知覚過敏を起こしている部分の歯質が大きく欠損しているならば、そこからう蝕に進行していくかもしれないし、咬耗による歯の亀裂はやがて歯の破折につながるかもしれない。つまり大切なことは、知覚過敏の原因を把握し、またどういう状況に帰趨するかを見極めてから、知覚過敏を放置するか否かを判断することである。

三九　清涼飲料水はスカッとさわやかに飲もう！

地球温暖化の影響か暑い夏が続いている。外で少しでも体を動かせばとたんに汗びっしょりとなる。まあ、そんな時は一休みして、スカッとさわやかに清涼飲料水で喉をうるおしたい。清涼飲料水の売れ行きは年々増加しているそうだが、最近では夏に限らず冬でも売れ行きが好調らしい。冬は空気が乾燥してのどが渇くことが多いからであろうが、私なんぞは仕事でもなければビールをぐびっと飲み干したいところである。

こういう清涼飲料水、一気にぐびぐびと飲めばよいのだが、だらだらと口に含んでいると歯の表面に思わぬ弊害をもたらしてしまう。すでにご承知と思うが、歯の最表面はエナメル質といって、体の中では最も硬い組織でできている。丈夫にできているから硬い食べ物でもバリバリと噛み砕くことができるのだが、酸性成分に触れると具合が悪い。表面がとけてしまうのである。

むし歯も同じように表面がとけ大きな穴になっていく現象だが、清涼飲料水の酸性成分でとけるのは、それとは区別して酸蝕《さんしょく》と呼んでいる。

エナメル質はpH5.4を目安に溶け始める。だから酸蝕は清涼飲料水だけではなくpH5.4以下の飲み物にはすべて可能性があるというわけだ。二日酔いの朝にサラリーマンがキオスクで買い求めて飲んでいる健康ドリンク、美容や体に良いからといって薦められる黒酢、クエン酸の類、さらにはお父さんが好きなチューハイ、日本酒、ビールなどなど。考えてみれば酸蝕を起こさない飲み物を探すのが難しいほどである。

つまり、酸味があるものは美味しいものが多いということにも通じているのかも知れない。私は赤ワインが大好きだが、もちろん赤ワインにも酸蝕の危険性がある。と言ってワインの醍醐味は甘さと酸味がバランスよく整ったところにあるから、酸蝕を起こす危険性があるからと言って酸味のないワインではキレがなく美味しさが半減してしまう。レモン、オレンジやみかんなどの食べ物も口腔内に長くとど

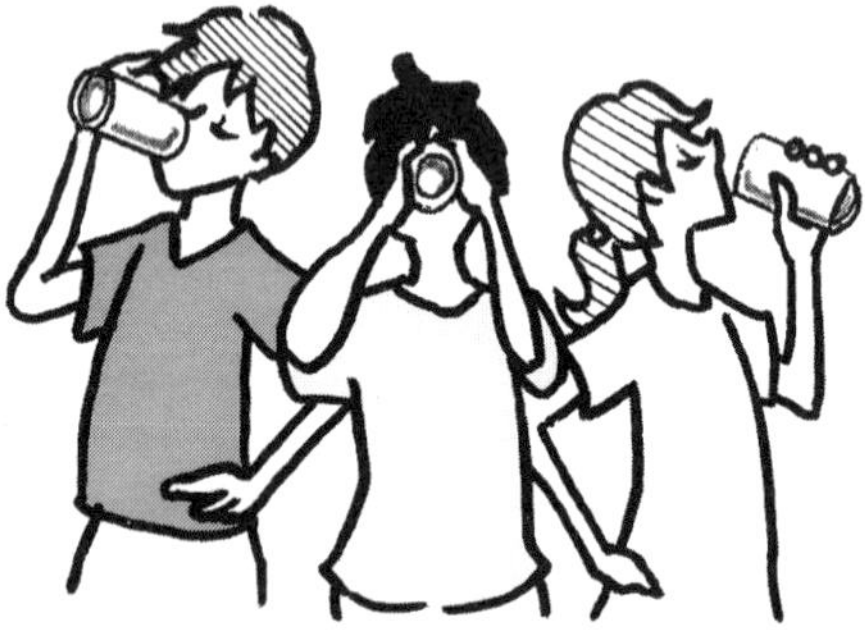

めておけば同じように酸蝕をもたらす。

酸蝕は酸性成分によるものだから、飲食物以外にも多く認められる。歯科の中で最初に認められたのは、塩酸や硫酸など強い酸性を示すものを扱う精錬所やメッキ工場などで勤務する人たちだ。

最近では高齢化社会に伴ってpH1.0～2.0程度といわれる胃酸が口腔内に逆流すると、とくに歯の口蓋側に酸蝕が起こることが指摘されている。変わったところでは、常に殺菌に使用する塩素でpHが低くなっているプールで練習している水泳選手などの報告もある。

では、酸蝕になって何が困るかといえば、まずは強烈な象牙質知覚過敏症に襲われる。冷たいものや熱いものがしみて困るというのは私も経験があるので耐えられない。美味しい食事にも影響がでるし、穴のあいた所に食べ物がたまりやすくなれば、当然今度はむし歯の危険性も増す。さらに進んでいけば、歯のかみ合わせにも影響するし、極端な場合には歯が折れてしまうこともある。

酸蝕なんて大したことないなんて思わないで、清涼飲料水のだらだら飲みや、お酒をいつまでも口の中に含んで、チビリチビリなんてことは少しだけ気をつけましょうかね。

【解説】　酸蝕とむし歯の違い？

FDI（国際歯科連盟）が出した声明によると、「むし歯」は口腔内の細菌が多糖類を摂取し、その代謝産物と排出される酸（主に乳酸）によって、歯の表面が分解される現象であるのに対して、「酸蝕」は細菌が代謝するもの以外の酸によって分解される現象を指す、と定義されている。しかし、私はこの定義には少々無理があり、あえて「酸蝕」が「むし歯」とは異なることを強調したいがために説明しているようにしか思えない。

エナメル質が分解する現象を酸と塩基（エナメル質は塩基性のハイドロキシアパタイト）の中和反応によると説明したのは東京医科歯科大学の中林宣男名誉教授であり、う蝕の成立を感染症と捉える考えを厳しく批判した。このように脱灰現象を中和反応という化学的な見方で捉えると、「むし歯」と「酸蝕」の間には何の違いもないことが分かる。

四〇　しっかり食べて　肺炎防ぐ

子どものころ、ご飯をガツガツと食べ、むせ込んでは親に叱られた。私は八人兄弟の末っ子で、我が家は貧乏人の子だくさんを地で行く大家族であった。丸いお膳を囲んで、一斉に箸《はし》を繰り出し、一つの鍋を突く様は壮観であったに違いない。そのせいか、恥ずかしながらいまだに早食いの癖が抜け切れない。

人間は肺の中に送り込む空気と、食道を通して胃に送り込む食物とを同じ口から取り入れる。そして、咽頭《いんとう》という、のどの奥の部分でこの両者を反射的に分けている。空気が来たなと思えば、気管をあけて肺に送り込む。食物が来たなと思えば食道の方を開けて胃に送り込む。実に見事な交通整理である。

それが、ガツガツと食べれば、空気も食物も同時になだれ込んでくるから、大混乱をきたしてしまう。まあ、両者が胃の方になだれ込む分には、問題は少ない。はた迷惑ではあるのだが、せいぜい、ゲップやおならで空気は外に排出される。

問題は、肺の方に食物や液体が入り込んでしまうことである。もちろん正常であれば、反射的に咳が出てこれらを外に出そうとする。ちょうど、冒頭の私がむせ込んだ状態がこれである。まあ、元気な若者がむせ込むのは、行儀が悪い程度で済むが、抵抗力の弱っている高齢者では大問題となる。

それが誤嚥性肺炎《ごえんせいはいえん》で、別名老人性肺炎とも呼ばれ、いまでは高齢者の死因の一番になっている。高齢になると咽頭で行われる交通整理がうまく行かなくなり、同時に咳による反射も十分ではない。したがって、食物や液体が肺の方に入り込み、一緒に侵入した細菌によって肺炎がおこるという訳だ。誤嚥性肺炎は食事中だけではなく、睡眠中でも喉の方に逆流した胃液、あるいは胃の内容物によっても起こる。

介護の現場では、如何にして誤嚥を防ぐかが、重要なテーマである。食事は少量ずつゆっくりと、それも出来るだけ上半身を起こした状態で行う。食後も、胃の逆流を防ぐために、しばらくは同じ状態を保持することが大切といわれている。

ただし、誤嚥してもすぐに肺炎になるかどうかは、細菌の量と免疫力に関わってくる。実際に要介護高齢者に対して行った調査でも、口腔のケアを十分に行ってプラーク（細菌の固まり）の量を減らした方が、また義歯によってしっかりと食事をして、栄養を摂取した方が、肺炎になる確立が少ないことが報告されている（米山武義ら、二〇〇一）。

う～ん、そうすると、しっかりと歯を磨いて口の中を清潔に保ち、例え歯を失っても、その部分を歯科医院で補ってもらって、良い義歯で食事を摂る。それが結局は、誤嚥性肺炎を防ぎ、ひいては明るい長寿に繋がることがよくわかる。食べられる幸せを感じてほしいですね。

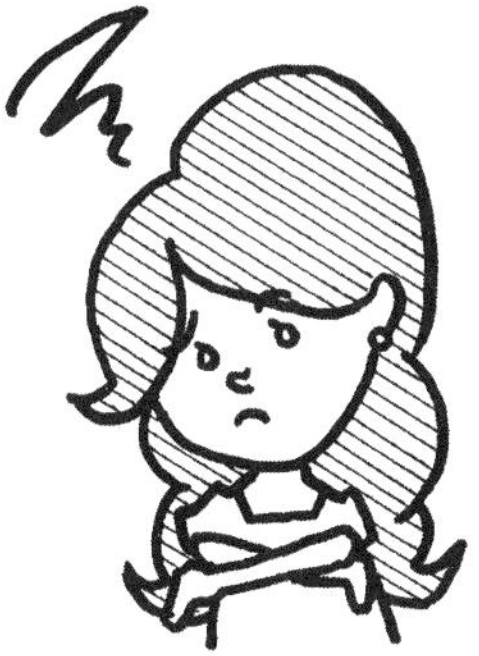

四一　根元のむし歯 高齢者はご用心

日本は世界一の長寿国である。それればかりか、健康で自立した生活ができる健康寿命も一番だという。観光地に出かけると、元気で活発な高齢者の方を数多く見かける。私のクリニックにも、義歯が合わない、歯がぐらぐらしているなどの患者さんの他に、前歯六本を見栄えよくして欲しいとか、全体的に歯を白くしてくれなどと、今まではあまり経験しなかった、まさに元気を地で行く高齢者の方も多く来院する。それも、私よりはるかに先輩の、いうならば後期高齢者とでも言うべき方々である。時代は変わったものだ。

元気な高齢期を過ごすために歯が大切なことはもちろんだが、高齢になったら今までとはちょっと違うタイプのむし歯への注意が必要である。「根面《こんめん》う蝕《しょく》」と呼ばれるもので、歯の根の部分に出来るむし歯のことである。これが最近では結構問題になっている。

むし歯が減り、歯周病に対しても治療法が進んだお陰で、高齢になっても歯を失わない人が増えてきた。それはそれで素晴らしいことだが、いかに歯周病対策が進んだといっても、程度の差こそあれ年齢と共に歯周病も少しずつは進行していく。その結果、歯茎が下がって、普段は隠れて見えない根の部分が露出してくる。皆さんがよく言う、歯が長くなってきた状態だ。ここには、歯を外敵から守ってくれるエナメル質という鎧《よろい》がない。むき出しになった根の部分はエナメル質に比べて軟らかいため、むし歯になり易く、しかも進行が早い。歯磨きが難しい場所で、高齢者になると唾液の分泌が少なくなることも、問題を大きくしている。

歯茎の下に隠れたままむし歯になることも多く、なかなか自分では確認できず、歯周病の治療で歯茎が引き締まってきて、はじめてその存在が分かるなんてこともある。歯科医側から言わせれば、治療処置が難しいので十分な成果が期待できないのも問題である。

そんなわけで、高齢になって、節制の甲斐もあって多くの歯を残せたら、今度は根面う蝕に要注意だ。予防が難しいといっても、むし歯であることには変わりはないから、食生活をはじめとした正しい生活習慣を守り、むし歯を引き起こす細菌の塊（プラーク）をきちんと除去することを心がける。そのためには、歯間ブラシやデンタルフロスなどの歯間清掃用具は不可欠だ。あとは半年に一度、歯科医院に行って定期健診と徹底したクリーニングを受けることが大切だ。

豊かな高齢期を、さらに元気に！　なに？　あまり元気だと周りからうるさがれる？　まあ、それもありますけれどね。

四二　舌の運動　リハビリにも美容にも

「話の出来に納得がいかねえ」と言って落語家の五代目三遊亭圓楽さんは、「芝浜」という大ネタを演じた後に現役引退を決意した。一年半前に起こした脳梗塞の影響か、「舌がもつれて、うまく話せねえ」ということらしい。周りが、「まだまだやれるじゃないですか」といって引き止めたが、当人だけが分る感覚なのだろう、頑として撤回することはなかった。落語家といえば、当たり前のことながら話すことが商売である。必死にリハビリに努めたのに、思い通りに舌が回らなかったのは余程悔しかったに違いない。

私たち歯科医であれば、思うように削れない、詰めることが出来ないということなのだろうか。その前に、エックス線画像を的確に診断したり、患者さんに説明したりすることが出来なくなってもだめだろう。だから、絶えず身体に気をつけて、勉強も続けていかなくてはならない。これが出来ないならば、私たちも圓楽師匠と同じように、いさぎよく現役引退の道を選ぶべきであろう。

脳梗塞の後遺症のうち口の中の問題としては、うまく話せない、食べられない、そしてうまく飲み込むことが出来ないことが挙げられる。これらはいずれも舌と口の周りの筋肉がうまく働かなくなった結果として起こる。したがって、リハビリには舌を動かすことが一番である。いろいろな方法が提示されているが、まあ、大方は以下のようだ。

まずは思いっきり舌を前に突き出す。そして出した舌を鼻の頭に届かんばかりに持ち上げる。それから下方にアカンベーをするように出す。さらに左右に思い切り動かす。舌の先端で頬の内側をグーッと押すのもよい。最後の仕上げは口の中で歯の外側を舐め回すようにぐるっと一周する。それぞれの行為を五秒ずつ行ったとして、全部でも一分足らずで出来る。これを何回か繰り返すとかなり効果がある。

それにこの舌の運動、何も後遺症のリハビリだけではなく、老化防止、老化に伴う口の中の機能低下を回復するのにも役に立つ。老人ホームでも介護士さんの指導の下、皆で一斉に行っている光景を見ることが出来る。いつまでも自分の口で食事をするためにも舌の運動は欠かせない。

さらに何と、この舌の運動はフェイシャルエステ（顔の美容）にも効果的ということである。舌と共に周りの筋肉が動いて、顎のたるみや顔のむくみも取れるらしい。今流行の小顔になるというわけだ。どうです？　大したものじゃありませんか。

さあ、私も始めようかな。何？　お前は二枚あるから大変だろうって？　余計なお世話だ。

四三　歯科でも往診がありますよ

人間誰しも最後はすっきり逝きたいと願っている。「ピンピンコロリ」なる言葉も流行った。昨日までピンピンしていたのに、今日、苦しみ一つせずに逝くなんていうのが理想だ。しかし、医学が発達すればするほど、むしろ病気のままでも長生きをし、長患いとか、寝たきりなど要介護の期間が長くなってしまう。

ＷＨＯが提唱している健康寿命とは、平均寿命から病気や痴呆、衰弱などで要介護になった期間を差し引いたものだが、大体どこの国でもその差は六年くらいらしい。ピンピンコロリならぬ六年間は、入浴、食事から排泄に至るまで、日常生活のほとんどが介護福祉士さんをはじめとした、他人様《ひとさま》のお世話が必要だ。

寝たきりでは口の中のケアも十分にはいかない。折角精巧に作った入れ歯も取りはずしが十分にいかなくなり、口の中にはめたままになる。介護の方も取りはずしが十分にできないと、ついついはめたままになる。そうすれば、後は汚れ放題になり、細菌の温床になることは想像に難くない。それがために、義歯ははずしっぱなしにして、流動食を食べる羽目になる。

自分の歯でしっかり咀嚼する、それがだめなら義歯をはめて食事をとる。それが脳を活性化し、認知症にもならず、自立した生活を送ることができることが証明されている。

ところで歯科治療は歯科医院に行かなくてはできないと思ってはいないだろうか？　確かに歯を削ったり、型をとったりなど操作は複雑で、しかも機械が大きいから家に訪問してくれるなんて思う方は少ない。聴診器、血圧計など軽装備ですむ内科と一緒とは思っていないに違いない。

でも今は、往診を行っている歯科医院（訪問歯科と呼んでいる）は多い。それもむし歯の治療から義歯の製作までほとんどのことが可能だ。中には歯科医院と同じような設備を積み込んだ本格的な訪問治療専用車もある。幸い訪問歯科治療は平成一二年か

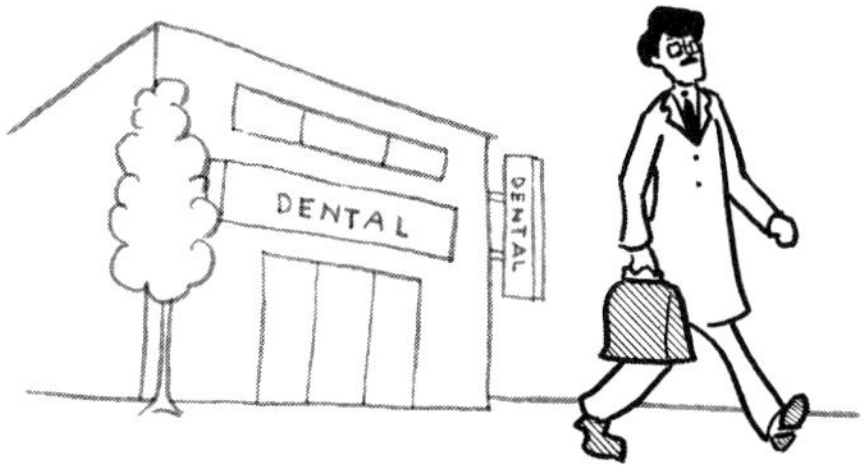

ら保険診療にも採用されているから金銭的な負担もとくに高いものではない。とくに口の中をクリーニングすることは細菌の数を減らし、高齢者の死亡原因としては高位の誤嚥性肺炎を防ぐことにつながる。

もちろんクリーニングだけではなく、口の周りの筋肉をマッサージしたり、舌を動かす訓練を受けることによって、発音や嚥下といった口の機能の衰えも防ぐことができる。

ピンピンコロリを目指すのならば、口の中をきれいにしましょう。寝たきりになっても歯医者さんが来てくれますよ。

【解説】 訪問歯科について

日本では六五歳以上の高齢者人口が三一八六万人（平成二五年九月一五日現在 総務省統計局推計）となり、総人口に占める割合は25％で四人に一人が高齢者である。高齢者となればいろいろな病気を抱え、要支援、要介護の高齢者も増える一方である。その中には当然のことながら歯科疾患に悩んでいる人も多いが、歩行が困難だと簡単には歯科医院に通院できない。

元来、歯科医院は往診を行わず、歯科診療所に来院してくれる患者のみを扱っていた。それは、例えば往診を聴診器と血圧計、その他軽量の医療器材のみで済む内科医とは異なり、歯科は治療椅子や切削機械をはじめとして重装備な医療器材が多く、しかも多種類の器材を用意して持参しなければならないからである。

しかし、現在、あるいはこれからの人口動態を鑑みれば、また歯科医療の今後の展開を考えれば、歯科医が歯科医院を離れて訪問歯科を行う重要性は増してくるものと思われる。幸い平成一二年以来、保険医療制度の中にも「歯科訪問診療料」が取り入れられ、体制が整いつつあるのは喜ばしいことである。持参する器材も簡略、簡素化され運搬に支障をきたさなくなってきている。

ところが、未だに実施していない歯科医院も多く、平成二〇年度の調査では居宅に対して12.1%、施設への訪問治療は10.8%の低い割合にしか過ぎない。その理由として挙げられたのは、診療報酬の評価が低い、装置・器具の準備等に時間がかかる、保険請求・介護請求の事務処理の煩わしさ、が上位の三点であった。

一方、訪問歯科診療の満足度に対しては「とても満足している」、「満足している」の両方で九五%をこえ、大部分の患者さんが満足していることを考えれば、困難を伴うかもしれないが、これからの歯科診療所が実施していかなければならない分野の一つであると考えられる。

四四　歯が抜けたら「三〇分ルール」

〝三秒ルール〟って、ご存知だろうか？　若者達がよく使う迷信というか、まあ、たわいもない言葉遊びみたいなものだ。クッキーやキャンディーなどの食べ物を床に落としても、三秒以内に拾えば、汚くもないし病気にもならないというものである。何の根拠もないし、誰が言い出したものかも分らない。

でも、落としてしまったのを、人目があれば拾って食べるわけにもいかず、あ〜あ、仕方ないや、と思っているところに、「三秒ルールだから大丈夫！」と声をかけられれば、正直言って助かる。食べ物を大切にする精神も感じられるし、何よりも気まずくなりそうな場をすっと和ませてくれる。

三秒ルールならぬ三〇分ルールとでも言えそうなのが、思わぬ事故で欠けたり、抜け落ちてしまった歯の処理である。野球やサッカーなどのスポーツを始めとして、子どもは元気はつらつと活発に動き回る。その代償として、歯がぶつかって折れてしまうことがある。途中で折れた場合は歯の破片を持って歯科医院に行くとよい。最近は歯科用接着剤の進歩で容易に復元することができる。

厄介なのは根ごと抜けてしまって、血だらけになったときである。痛みと、衝撃で気も動転しているであろうが、ここは冷静に、抜けた歯を拾って元の穴に差し込んでもらいたい。そんなこと怖くてできない、あるいはうまく戻せないというときは、簡単に水洗いしてから、自分の口の中、頰っぺた側か、舌の下に入れて歯科医院に急行してもらいたい。あるいは新鮮な牛乳に浸けていただいてからでもよい。最近では、歯の保存液といって、専用の製品も市販されているようだ。

歯の周りの組織（歯根膜《しこんまく》）が生きている限りは、歯は元に戻る可能性が高い。しかし、歯根膜はいったん口の外に飛び出してしまえば、三〇分以内にほとんど死んでしまう。だから、急いで唾液の中や、牛乳につけなくてはならない。まさに三秒ルールならぬ三〇分ルールである。言い忘れたが、泥だらけになった歯を水道水で洗うときには、あまり長くしないでいただきたい。水道水に含まれる塩素で歯根膜がダメージを受けてしまうからである。

この方法は、全く元通りになるというわけにはいかないが、一〇年以上もった例は多数報告されている。まあ、怪我などしないに越したことはないが、万が一のために歯の保存法を覚えておくのもよい。

ちなみに、先ほど述べた三秒ルール、アメリカの大学の研究グループによって、その効果が立証されたとの話をネットで見つけた。にわかには信じがたい話だが、まあ、平和？で罪のない研究であることは確かである。

【解説】　歯の破折

一口に歯の破折といっても、幾通りかの見方がある。すなわち破折した部位が歯冠部なのか歯根部なのか？　あるいは割れた歯が生活歯なのか失活歯なのか？　咬合習癖によるものなのか硬い食品の嗜好が原因なのか？　等々である。

これを年代別にみると、どのような破折のパターンが、どの年代に多いかが理解できて興味深い（日宇歯科・矯正歯科 HP：http://www.d6.dion.ne.jp/~hiudent/fracture.html より引用、改変）。

一、小児期・学童期

この時期はぶつけたり、転んだりして前歯を折ることが多い。歯冠部のみの破折はエッセイにあるように歯科用接着剤で修復することが可能だが、歯根部にまで破折が達していると抜歯の対象となることが多い。

二、中学生〜青年期

この年代はスポーツで歯を割る人が多い。空手、ボクシング、柔道などの格闘技や、ラグビー、サッカー、ホッケー、アイスホッケーなど格闘技の要素が強い球技を行っている人に多い。このようなスポーツを行う人はスポーツ用のマウスガードをつける習慣をつけて欲しい。

三、四〇歳〜七〇歳

この世代では、噛みしめ（クレンチング）や歯ぎしり（ブラキシズム）の習癖がある人、あるいは硬い食品（豆類、タネ類、乾燥食品、氷、飴など）を嗜好品としている人に多い。若い時代よりも強く噛みしめる傾向にあり、臼歯部の歯根部のひび、破折が多く認められる。現在は、できる限り歯を残す傾向にあるので、根管治療をした失活歯が多く、それが原因で破折に至ることが多いので、以前よりはるかに歯の破折が増えたといえる。

歯根破折は五〇歳以降に多く見られるが、それは石灰化の更新により歯髄腔が狭くなり、歯根膜の厚さや弾力に違いが出来ること、ストレスによる噛みしめや歯ぎしりが増えることなどが考えられる。もちろん、この年齢になると既に失活歯になって修復されている歯が多いのも一因ではある。

若年期の破折とは異なり、咬合習癖が原因となっていることが多いので、これらを改善することが最も大切な予防法と考えられる。

四五　もしものときの親知らず

久し振りに大学時代の同級生五人と酒を酌み交わした。あるものは大学教授となり、またあるものは地元に帰って地域医療に貢献するなど、それぞれが社会的に責任ある立場となっている。とはいえ、四〇年以上も付き合っている仲間である。あっという間に学生時代と同じ雰囲気になり、俺がいなけりゃお前達は卒業できなかったとか、俺はあの試験を三回も受けたとか、昔話に花が咲いた。もちろん、全員が歯科医だから歯に関する話題も多くあった。その中で、親知らずの処置に関しては、抜くの、抜かないのでさまざまな意見が飛び交い、なかなか一致することがなかった。

「親知らず」、厄介な歯の代名詞みたいなものである。文字通り、親が知らない成人になってから生えてくる。上下左右で合計四本あり、奥歯のさらに奥の狭いスペースに無理やり生えてくる感じである。したがって、多くはまともな方向に生えていない。真横に寝た状態で、頭だけ歯茎の上に顔を出しているものから、前の臼歯を突き上げんばかりに生えているのもある。

大昔、まだ人類が硬いものをバリバリ食べていた時代は、顎も立派で大きく、親知らずも堂々とまっすぐに生えていたと思われる。ところが、人類が食物を調理によって軟らかくして食べるようになると、残念ながら顎の骨が退化して小さくなってしまった。まっ、簡単に言えば「細面《ほそおもて》のやさ男」のようになってしまったわけです。この小さくなってしまった顎は、すべての歯を収めるには十分とはいえず、後から生えてくる「親知らず」は必然的にはみ出ることが多くなった。最近では場所がないとばかり、生えてこない人も多い。

いずれにしろ、あちこちに向いた親知らずはむし歯になりやすいし、歯周病にもなりやすい。そして、自分だけ悪いのならばまだしも、他の歯にも悪影響を及ぼしやすい。

さて、この厄介な「親知らず」をどう扱うかが問題である。トラブルを生じやすいので、すべて抜い

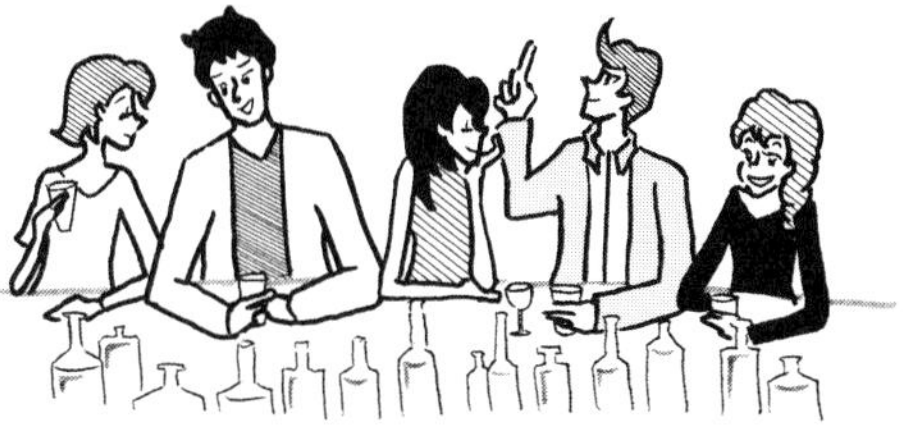

てしまえという歯科医もいる。しかし、抜くといっても結構大変で、容易ではない。そこで、何とか抜かずに残しておこうという意見も多い。

むし歯になっても一番奥にあるから治療が面倒で、すっかり邪魔者扱いをされている親知らずだが、全く役に立たないわけではない。もし手前の奥歯が抜けてしまったら、ブリッジの支えの歯として利用できるし、歯の抜けたところに、思い切って親知らずを移植するなんてこともできる。

こうなれば、何とかむし歯や歯周病にならないように、一生懸命磨いて残しておくというのがよいのでは。それでも問題を生じたら、そのときは、残念ですけどあきらめて下さい。

四六　口にはめて　いびきストップ

年に一、二回、仲間と一緒に泊りがけの旅をすることがある。久し振りに仕事を忘れて行く旅ほど楽しいものはない。温泉につかり、宴会では飲んで騒いで、やがてそれは二次会、三次会へと果てしなく続く。

夜も更けさすがに遊び疲れたか、三々五々眠りにつく。まあ、こういう旅の場合、多くは数人で相部屋となるが、ここで運が悪いととんでもない悲劇が起こる。そう、仲間のいびきである。ライオンの咆哮《ほうこう》もかくありなんと思えるほどの凄まじさ。ゴーッと行ったかと思えば、クーッと音が帰って来る。その繰り返しが、しばらく続いたかと思うと、ピタッと止まる。やれやれと思ったのも束の間、またまたゴーッから始まる。あーあ、これで今夜も眠れないか。もちろん、当の本人は気が付いていないから、「ああよく寝た。爽やかな朝だ」だなんて、張り倒してやりたい程のセリフをはく。

いびきは、鼻や口から吸い込む空気の喉までに至る通り道（上気道《じょうきどう》という）のどこかが、さまざまな理由で狭くなったときに発生する。狭くなった上気道を空気が無理に通るから粘膜が振動して音を発生する。笛と同じ原理だという。軌道が狭くなるのは肥満、大きな舌、鼻づまり、扁桃肥大などがある人に起こりやすい。そうでない人でも、お酒を飲んだ後、睡眠薬、鎮静薬を服用したとき、口を開けて寝る、ストレスがたまっているときなどに起こる。いびきは他人に迷惑をかけるだけではなく、もうそれだけでも問題ではあるが、いびきをかいている当人も、空気を十分に吸い込めないため、体内は酸素不足になり脳の働きにも関係する。

さらに重大なのは睡眠時無呼吸症候群である。気道がさらに狭くなって、ついには空気の流れがストップしてしまう。大きないびきが、急に静かになるときがあるが、実は呼吸が停止しているのである。そのため夜間に十分な睡眠が取れず、昼間に猛烈な睡魔にとらわれてしまう。電車やトラックの運転手が運転中に寝てしまい、大きな事故になってしまったことは幾度となくニュースで報じられた。

いびきや無呼吸症候群の強い味方になってくれるのが、スリープスプリントという治療器具だ。ボクサーがはめるマウスピースに似た形態で、口にはめているだけで上気道が確保され、空気の流れがスムーズになる。もちろん最初はお医者さんの診断が必要だが、その指示の下に歯科医院で製作することが出来る。作るのも比較的簡単だし、軽くて小さいから持ち運びが便利である。

さあ、いつまでも一人で悩んでいないで、相談したら如何ですか？

【解説】　歯ぎしりについて

いびきと並んではた迷惑なものに「歯ぎしり」がある。これもいびきと同様、周りの者に迷惑をかけるが、それよりも当人は気付かないが、れっきとした病気である。専門用語としてはブラキシズムと呼ばれ以下のように説明されている。

「ブラキシズム（bruxism）＝咀嚼筋群がなんらかの理由で異常に緊張し、咀嚼・嚥下・発音などの機能的な運動と関係なく、非機能的に上下顎の歯を無意識にこすり合わせたり（グラインディング）、くいしばったり（クレンチング）、連続的にカチカチとかみ合わせる（タッピング）習癖。顎関節症の原因の一つとされている。（日本補綴歯科学会編＝歯科補綴学専門用語集より）

この説明のように歯ぎしりは一般名であって、専門学的にはブラキシズムの用語を用いる。ブラキシズムはグラインディング、クレンチング、タッピングの三要素からなるが、歯ぎしりというと一般にはグラインディングを指していることが多い。

ブラキシズムに伴って起こる症状は、肩こり、頭痛、目の疲れ、顎の疲れ、耳鳴りなどがある。また、口腔内では知覚過敏症、咬耗、骨隆起、歯の破折などがみられる。
ブラキシズムの治療法には、以下のものがある。

一、咬合調整

明らかに咬合の不調和が原因と考えられる場合には咬合調整を行う。しかし、適切に行わないと全体の咬合を狂わせてしまうことがあるので注意が必要である。

二、スプリント

対症療法にしか過ぎないが、歯科で最も多く使用されている治療法である。歯面に装着し歯に加わる力をスプリントで受け止め咬耗、破折など歯の損傷を防ぐ。ただし、歯そのものはスプリントで守られるが、力は歯根膜に達し外傷性歯周炎を起こす可能性は残る。

三、ストレス・マネージメント療法

ブラキシズムの主因をストレスと捉え、これをコントロールしようとする考えである。寝る前に「唇閉じて、歯は噛まない」などと自分に言い聞かせる自己暗示療法、精神安定剤の服用などが行われている。単なる対症療法ではなくブラキシズムを根本的に治そうとする試みである。

四七　詰め物・被せ物で金属アレルギー

一年のうちのある時期、私は半病人状態になる。春先から初夏に至るまでである。こういえば思い当たる方も大勢いることだろう。そう、ご想像通り花粉症である。私は結構なベテランで、発病してから四半世紀にもなんなんとしている。くしゃみ、鼻水、鼻づまりを三大症状、これに目のかゆみを入れて四大症状ともいうそうだが、もちろんそのすべてが襲ってくる。その中でも、私の場合は鼻づまりが一番ひどい。この苦しさを何と表現したらよいのだろうか？　会話の途中、食事の途中に息ができなくなり、呼吸困難になってしまって思わず中断してしまう。寝てからは、さらにのどの渇きが加わって、脱水症状を起こしながら砂漠に彷徨《さまよ》うという悪夢によって目が覚めてしまう。これが一晩で二、三度起こるからたちが悪い。あ〜あ、何とかしてくれ！

いわゆるアレルギー症状だが、歯科では詰め物、被せ物、入れ歯による金属アレルギーが問題となる。昔から、歯科では詰めたり、被せたりする材料として金属が多用されている。他に代わりになるものがなかったせいかもしれないが、金属が丈夫で、なおかつ作業がし易いからだろう。

まずは、金属が直接触れている頬の粘膜や歯肉が、赤く炎症を起こしたりただれたりする。これは歯科医がすぐにわかるところであるが、これとは別に、口の中とはまったく関係のない手や足、顔に症状が出てくることがある。もっとも有名なものは掌蹠膿胞《しょうせきのうほう》と呼ばれるもので、手や足に小さな水泡ができ、赤くただれた状態になる。今でこそ、歯科医も皮膚科の先生も、最初に金属アレルギーを疑うが、以前はなかなかその因果関係が分からなかった。

詰め物や被せ物に使った金属からイオンが出て、それが唾液を経由して血液に溶け込み身体のあちこちに運ばれて行く。その金属イオンが皮膚や粘膜のタンパク質と結合し、身体が本来持っていないタンパク質に変化する。そうすると、身体の免疫機構

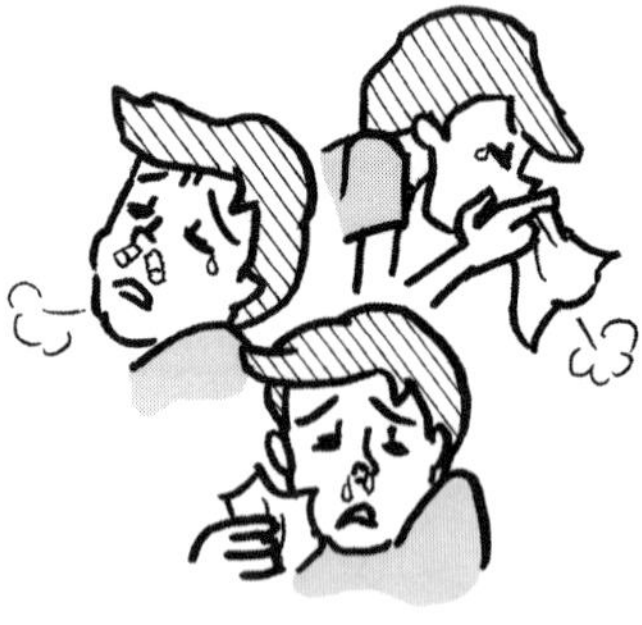

が異物と認識して過剰に反応する結果、アレルギーが生じてしまうという仕組みだ。

はたして、どの金属がアレルギーの原因になっているかを探るためには、パッチテストという方法がある。パッチテスト用の試薬金属を専用の絆創膏にとって、これを皮膚に貼りつけ、四八時間後にはがして皮膚の状態を観察する。赤く変化していたら、その金属にアレルギーがあると判断する。こうして口の中の金属が原因とはっきり分かれば、その金属をはずして他の材料、セラミックスやレジンと呼ばれるプラスチック材料を入れれば、ウソみたいにアレルギー反応が解消してしまう。一般に金や白金という貴金属にはアレルギー反応が少なく、水銀、ニッケル、クローム、コバルトなどの非貴金属にアレルギー反応が多く出る。金属アレルギーがある人はもちろん、アレルギー気味の人は、最初から金属を避けた方がいいかもしれませんね。

ああ、それにしても私の花粉症はどうにかならないかな？　ハーッ、ハックション！

【解説】　金属アレルギーの歯科的治療

歯科用金属によるアレルギー反応は歯科関係者の中ではかなり認知されてきたが、一般への普及はまだのようである。アレルギーを起こす原因、アレルゲンとなる金属の種類、症状などはエッセイに記載した通りだが、実際に歯科臨床ではどのように行われているかを、東京医科歯科大学歯学部附属病院歯科アレルギー外来で行われている方法を以下に紹介しよう（https://www.jda.or.jp/park/relation/metalallergy_03.html より引用改変）。

①診査（問診、エックス線撮影など）=金属アレルギーの可能性があるかの見極め

②パッチテスト・血液検査=アレルゲンの特定

パッチテストに関してはよく知られているが、血液検査によるアレルゲンの特定はあまり知られていない。血液検査とは患者の白血球（とくにTリンパ球）を培養し、そこに金属イオンを加えアレルギーのある、なしを調べる検査である。パッチテストによる感作を防げる、患者の来院回数を減らせるなどの利点があるが、検査結果が不安定、検査費用が高いなどの欠点があり、東京医科歯科大学では有効性の高い金、ニッケル、パラジウム、コバルトに対してのみ実施している。

③金属成分分析検査=アレルゲンの存在場所の特定

アレルゲンが特定されても、それが口腔内のどの修復物に存在しているかを見極めるのは容易ではない。すべての修復物を除去するわけにはいかないので、口腔内の詰め物や義歯の表面を軽く削り、その粉末（約0.1mg）を採取して蛍光エックス線分析装置（XRFS）を用いて分析を行う方法

が金属成分分析検査である。

④診断＝治療計画の立案

⑤原因除去療法（抗原除去治療）＝原因金属の除去・仮封・テンポラリークラウンの製作など抗原を含有する修復物を選択的に除去し、一定期間仮封や仮歯などで経過観察を行い、治癒傾向をみる（二〜三か月から一年程度）。治癒の方向に進めば、慎重に材料選択を行い、再修復に進む。原因除去療法が終了して二か月経過後では50％以上の患者に症状の変化はみられず、アレルゲン除去から約二年後では改善傾向がみられるのは約60％と増加した。しかし、中には症状の変化はみられなかった人もいて、修復物をはずしたからといって必ず治るとは限らない。

⑥再修復治療＝アレルゲンを含まない材料を使用

⑦経過観察＝アフターケア、再発防止

四八　ストレスと歯―唾液アミラーゼモニター

「先生、やっぱり前のにして下さいますか?」と患者。怒りをじっとこらえながら、「ええ、そうですね、やはり前のがいいですね」と私。これで、やり直しが三回目だ。前歯二本の被せ物の処置を行っている際の診療室での会話だ。せっかく歯科技工士さんが力を入れて作ってくれたのに、また型をとるところから始めなければならない。アシスタントからは、容赦なく冷たい視線が浴びせられる。ストレスだなあ。

医局へ戻れば、事務長から「先生、この間の書類、提出がまだなんですけど」と催促されてしまう。もともと、私がやるべき仕事ではなかったけど、慣れない事務に代わってやってあげた仕事だ。おいおい、そのいい草はないだろう。

人間、八〇歳を超えても自分の歯を二〇本は残しておこうというのが、たびたび触れている「8020運動」である。二〇本歯が残っていれば、健康にも、脳の活動にもよい影響があると報告されている。しかし現在は、残念ながらその半分、一〇本程度しかない。歯を失う主な原因は、むし歯と歯周病でそのほとんどを占めていた。ところが最近、歯が折れて抜くことになる例が増えているという。スウェーデン、デンマークなどのむし歯予防先進国では、むし歯や歯周病より多いらしい。

やっと、むし歯と歯周病の問題が克服されようとしているのに、人類にとってはまたまた新たな敵が登場したらしい。その原因の多くがストレスによる噛みしめである。夜の歯ぎしりはもちろん、昼間でも、考え事をしていたり、パソコンを打っていたりするときに、知らず知らずに、歯をギシギシと噛んでいる。歯がすべて割れないまでも、部分的に欠けたりひびが入ったりする。そうすれば、むし歯と同じで痛んだりしみたりするのは間違いない。

そういう兆候のみられる患者さんに、「ストレスありますか?」と聞いてみると、多くの人は、「自分ではあまり分からない」と答える。そう、分からないストレスが一番危ない。わかっていれば、うまくその対処法も自分で考えるに違いない。

最近、ストレスの程度を、唾液を使って調べる方法、それも簡単に調べる方法が開発された。ストレスに対して交感神経が興奮すると、体内の自己防衛反応として唾液アミラーゼが活性化するという原理を用いるものだ。唾液採取に三〇秒、測定に三〇秒、合計、たったの一分でアミラーゼの活性、すなわちストレスの程度が分析することができるので、忙しい人でもＯＫだ。

部下の働きが悪いなんて歯をぎりぎり、まさに切歯扼腕《せっしやくわん》してイライラしている部長さん、課長さん。一度歯科医院に行ってみたらどうですか？　唾液アミラーゼモニターでストレスの程度を調べてもらえるかもしれませんよ。

【解説】　唾液アミラーゼモニターについて

ストレスが原因の神経性精神疾患が、深刻な社会問題を引き起こすことが増えてきている。そこでストレスの状態を定量的に把握しようとする試みが近年活発に行われつつある。その一つが唾液アミラーゼモニターと呼ばれるものである。

人体に加えられたさまざまな刺激（ストレス）は感覚器で感知され、末梢神経を介して脳（中枢神経系）に伝達される。その刺激に対して脳から発生される指令は、各器官の亢進（活性化）や抑制（沈静）などの生体反応として現れる。

この生体反応を血液、間質液、唾液、尿などの生体サンプルに含まれる化学物質の濃度から読み取り、数値化、定量化した指標をバイオマーカーと呼び、その中のストレスに対応するものをストレスマーカーと呼んでいる。

その一つが唾液中に含まれる消化酵素で、以前はジアスターゼと呼ばれていたアミラーゼである。

この唾液アミラーゼが不快な刺激では活性化し、逆に快適な刺激では逆に低下することが報告された（山口昌樹、二〇〇一）。

測定はいたって簡単でテストストリップを三〇秒ほど口に含んで唾液を採取し、これを手のひらサイズのストレス測定器に挿入して三〇秒間計測するだけのものである。この唾液アミラーゼの利点は以下の五点が挙げられている。
①非侵襲性＝採血が不要なので精神的、肉体的苦痛が少ない
②随時性＝唾液採取が簡単
③即時性＝分析時間が1分以内
④簡便性・携帯性＝試験紙によるので分析が簡単で、測定器の携帯が可能
⑤経済性＝他の分析法に比較してコストが低い

四九　食育は歯科医も主役

私は戦後の食糧難の時期をおぼろげながら覚えている。まあ、毎日腹をすかせていながら何も食べるものがない、という程ではないが。戦中に生まれたから食料が十分にあるはずもなく、米の代用食としてサツマイモやカボチャを食べさせられていたらしい。だから今でも、この二つは私の大好物である。こんなことを言うと、私の兄たちはイモやカボチャが好きなんてバカなんじゃないかという顔をして私を見る。本当に情けないという顔なのである。

兄たちは学童疎開の年代である。美味しい白米の味を知っているから、食糧難でその代わりに出されるイモやカボチャなんか、食べられたものじゃないと思っている。ところが私は、まだ味覚の発達する前に毎日毎日食べさせられていたから、刷り込み現象というかどうかわからないが、それは自分にとって大切な味、懐かしい味として舌が覚えているのではないかと考えている。

ご承知のように近年はむし歯の数が減って、歯科医の活動の場が少なくなってきているという。ところが、先日保健所に勤務する歯科衛生士さんと会ったとき、恐ろしいことを聞かされた。「先生、最近の子ども達の食事だと、そう簡単にむし歯はなくならないわよ」と言われた。グルメ時代と言われながら最近の子ども達の食べているものはかなりのものらしい。ジャンクフード、スナック菓子、インスタント食品などなど、それものべつ幕なしの状況だ。

軟らかいものを好むから、口に入れて噛む回数もどんどん少なくなっているという。ある研究によれば、弥生時代に比べれば、約六分の一程度だそうだ。そんなこんなでは、確かにむし歯は簡単にできてしまうに違いない、だから歯科医師の活躍の場が少なくなるなんていうことはないというのだ。

最近、食育という言葉がよく使われる。料理研究家らが盛んに用いているが、厚生労働白書には「食に関する知識と食を選択する力を修得し、健全な食生活を営む力を育てるもの」とされ、食育を習得することによって、食の安全確保のみならず、心身の健康に役立てるとしている。

もちろん、この中には咀嚼することや、嚥下することが含まれる。そうなれば歯科医の登場だ。どういう食品が体によいか、どういうタイミングで食べなくてはいけないかなどは栄養士さんに任せるとしても、食べた物を効率よく噛み砕き、どのようにして食道に送り込むか、その間にその動きを妨げるものはないかなど、歯科医は常に目を光らせている。

むし歯や歯周病にならないように食事をコントロールすることを覚えれば、ダイエットだってできます。歯医者さんは、歯の病気だけじゃなくて、食べることに関しても大いに役立ちますよ。

【解説】乱杭歯《らんぐいば》の原因は食生活？

乱杭歯は歯科矯正では叢生《そうせい》と呼ばれているが、乱杭歯の原因の一つに食生活が関与しているといわれている。乱杭歯は顎にきちんと並びきれずに、重なり合って生えている状態だが、何故そうなったかというと、簡単に言えば顎の大きさに比べて、歯が大きいからである。逆にいえば歯の大きさに比べて、顎の大きさが小さいからである。

歯は皮膚や骨と異なり、環境の影響を受けにくく、その先天的形態が表現形として確実に出てくるといわれている。長い人類の進化の過程の中でも、他の部位の変化に比べて、その変化は少ない。一方、歯の大きさがあまり変化しないのに対して、顎は生後から二〇歳くらいまで成長を続ける。したがって、その間、正しく成長する行為を怠れば顎は標準より小さくなると考えられる。

顎が大きくならない最大の理由は、咀嚼運動を十分行わない、すなわち正しい食生活を行わないためと考えられている。硬い食品を避け、軟らかいものばかり食べていれば顎の発達は十分ではない。一七世紀前半から一九世紀後半まで、三〇〇年に渡って日本を統治していた徳川家の将軍は、初代の徳川家康、二代徳川秀忠の顎骨は大変立派だったが、時代が経るにつれ後世の将軍は下顎の小さい、うりざね顔であったと伝えられている。その原因は、初代、二代将軍が戦国時代に育ち、食べ物も硬いものが多かったのに対し、後世の将軍は戦争の経験もなく、軟らかなものばかりを食していたからといわれている。

このように食生活、あるいは食育が顎の成長に強く関与していると考えられるので、乱杭歯も食生活に密接にかかわっていると想像できる。

五〇　歯科医院は快適⁉

およそ歯科医院が大好きという人はいない。むし歯や歯周病で腫れていたり、痛かったりしているので、それだけでも歯科医院に入るのが嫌だ。もっと、痛くされるのではないか、「なんでこんなになるまで放っといたのですか！」なんて怒鳴られはしないか？　などなど、いらぬ心配をしてしまうからである。だからよほどの事でなければ、歯科医院の扉を叩くことはない。

元はといえば、悪くならなければ歯科医院に行かないという考えが、こういう状況を生み出しているのだが、そうかと言って何も悪くもないのに行くのも面倒である。つまり必然性がない、と思っているのである。

歯科の病気に限らないのだが、予防には定期健診が必要ですよと、どんなに歯科医が口を酸っぱくして言っても、なかなか重い腰を上げない。つまり必然性が伝わっていないのである。

大体、歯科医院は行ってみたいという雰囲気にならないところが多かった。狭い待合室に大勢の患者さん。ああ、子どもが泣き叫んでいる。名前を呼ばれて診療室に入れば、キーンとジェット機の騒音かと思うほどの歯を削る音、隣の診療の様子が丸見えの診療台、独特の臭い、さらには室内を忙しそうに飛び回るスタッフ達の形相。いやいや、歯科医である私でさえも居たくない環境だ。

ところが、最近は高級ホテルやレストランと見間違える程にきれいな歯科医院が増えている。静かなクラシック音楽が流れ、受付では黒いスーツを着た女性が、機内サービスを行うスチュワーデスさんのように接してくれる。

「ムムム、何か以前とは違うぞ」

名前を呼ばれて診療室に入れば、ここはシックな彩《いろどり》で、削る機械なんか全く見えない個室だ。歯科医も何処となくソフトで、十分に話を聞いてくれる。そういえば、外国映画でこういうシーンを見たことがあるなと思いだす。

やがて、女性スタッフが、同じように丁寧な説明とともに、歯のクリーニングを始める。痛くもなく、快適に行われる術に、思わずうとうととしてしまう。静かに続いていた器械の音が止まると、椅子を起こされる。にっこりとした女性スタッフの顔がこちらをのぞき込み、「いかがでしたか?」と言う。如何も何も、こんなに快適なことはない。まるで天国にいるかのようだった。

すると、「お疲れになったでしょう。マッサージしましょうね」と言って、スイッチを入れた。何ということだ、治療していた椅子が、今度はマッサージ機に変わったではないか。またまた、うとうとである。

これは未来の歯科医院ではない。すべて現実の世界である。さすがに何処でも、ということではないが、確実にこういう歯科医院が増えているのは事実である。何とか健康な人々にも歯科医院に来院していただきたいと、歯科医も一生懸命努力しているのである。

どうです、皆さんこれならば毎日でも行ってみたいと思いませんか？

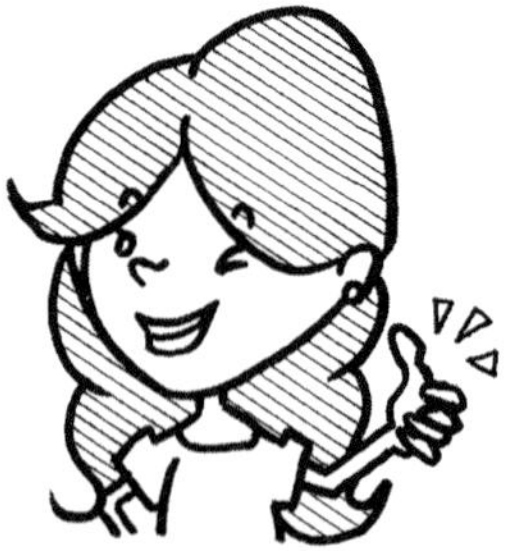

第二部　海外留学のすすめ
昔々の、フランス留学記！

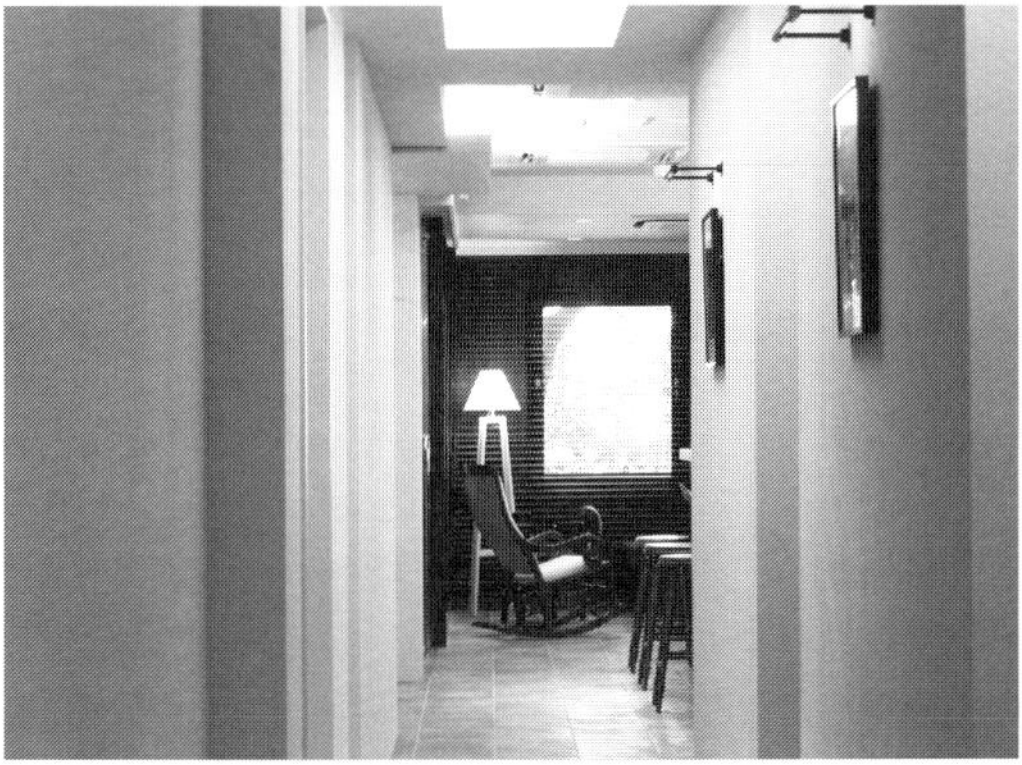

歯科医院 キャビネ・ダンテール 御茶の水
院内

海外留学のすすめ　はじめに

第一部では、歯科を取りまく現状や、日常生活と歯科について思うところを、文字通りつれづれなるままに書かせて頂いた。賛同して頂いたところも、反論を頂く部分もあったが、歯科医と患者さんの距離が近づき、歯科治療の現状や歯科の大切さを分かり合って頂くことを願ってまとめてみた。

第二部では、これから歯科界を担っていく若い歯科医に、見聞を広げるとともに海外の歯科技術をどんどん学んで頂きたいという思いから、私のフランス留学生活の一部をまとめてみた。留学してみたいけれど何だか不安でと思っている方々に、勇気さえあれば何とかなるという事を読み取って下さればと思う。また、ベテランの歯科医や、海外留学をされた歯科医にも、私の海外でのいろいろな出会いや珍道中を、ご自身の体験と照らし合わせて読んで頂きたい。また折角海外に行ったのならばその国の文化、風習など専門分野と離れた部分にも見聞を広げて頂きたい。もちろん歯科以外の方々にも、右も左も分からなかった若者が、見知らぬ国で悪戦苦闘としてきた奮闘記を読んで頂ければと思う。

留学や海外旅行を躊躇されている方には、世界を見ることの楽しさと、喜びをお伝えした

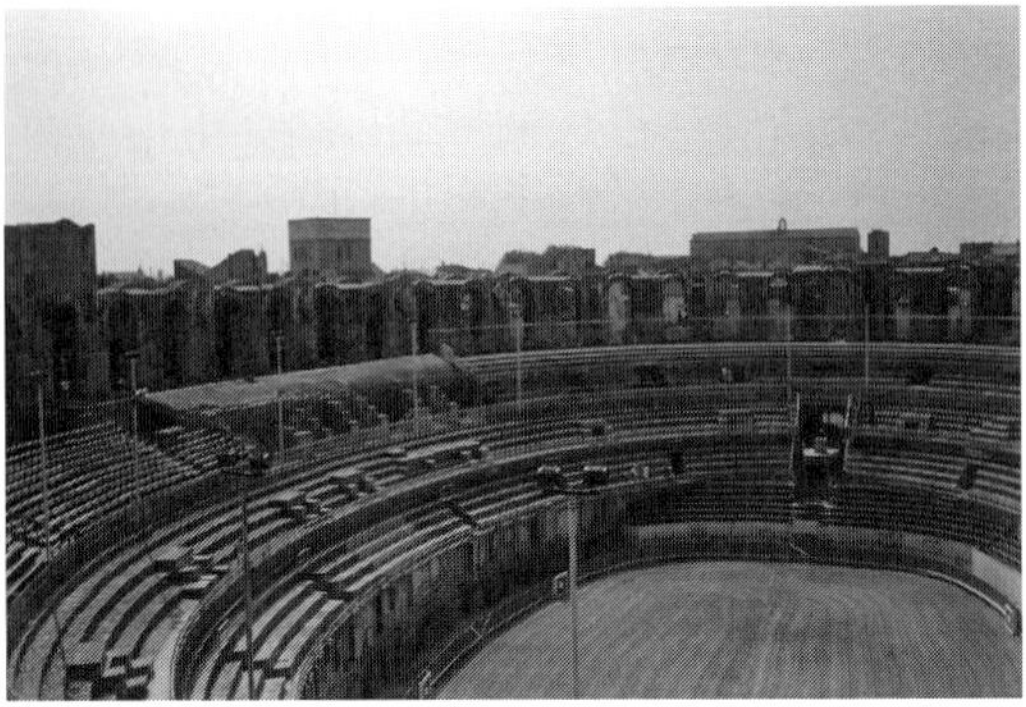

アルルの古代闘技場

いし、ほんの少しの勇気と行動力があれば、世界のどこへでも行って生活することができると思って頂ければと思う。

少し古い話で恐縮だが、ご一読いただければこの上もなく幸いである。

一　青春の旅立ち――何となく

今から四〇年以上も前、一九七一年～一九七三年まで、私はフランスに留学していた。折しも日本では数年前から大学改革を訴えた学園紛争があり、それは大学院に在籍していた私にも多少とも影響があった。

大学院生会という組織があり、週一回位、近所の蕎麦屋に集まって、ああでもない、こうでもないと議論をしていた記憶がある。蕎麦屋の二階なんて発想は赤穂浪士みたいで、今思えば滑稽ではあったが、本人たちは至って真剣であった。

その中で、「研究拒否闘争」と称した運動があった。どういうことかといえば、大学院で研究をして成果を出す、それはすなわち企業を利することになり、ひいては時の政府に加担するから、研究をしてはいけないというものであった。

私は上級生の先輩たちがやってはいけないというのを、それに逆らってやるほどの度胸を持っていない。仕方がなく大学にも行かず、家でボーッとしていることが多かった。すでに定年退職で家にいた親父と、昼間からテレビなんかを見て暇つぶしをしていたものだから、一九六八年一二月に起きた「三億円強奪事件」の容疑者の一人として警察から目をつけられる始末だった。何しろ、事件は私が住んでいた府中市の刑務所脇の通りだったし、不思議な脅迫状やボヤ騒ぎなんかも、家のすぐ近くで起きたからである。

幸い、私はオートバイの免許を持ってなかったため、すぐに免罪となったが、隣に住む同級生などはかなり長い間、目をつけられていたらしい。

三億円事件はともかく、大学紛争は歯学部付属病院長の自殺という痛ましい事件をきっかけに突然終結となった。終結となれば当然のことながら、大学には行かなくてはならず、研究も再スタートしなくてはならなかった。

ただ今まで、研究することは時の政府に加担するだなんて言っていたのに、大学紛争が終わった瞬間から、「あれは、なかったことにして……」なんて、すぐに研究を再開できるものではない。大学の研究室に行っても、試験管を振ることもせず、医局でボーッとしていることの方が多かった。

そんなとき、皆が食事をとるテーブルの上に、一枚の紙が無造作に置かれていた。何げなく手に取って見ると、それは一九七一年度からのフランス政府給費留学生募集のチラシであった。

「ふーん、フランスか。行ってみるかな」。何の目的もなく、もちろんフランスに憧れてい

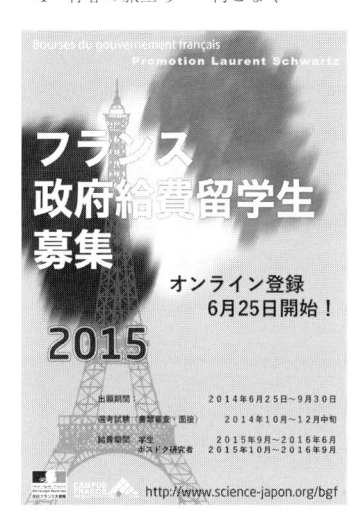

このようなビラが1970年にも研究室のテーブルに転がっていた

た訳でもない。さらには、フランスの歯科が世界をリードしていた訳でもない。まさに、ただ何となくである。フランスで知っていることと言えば、ドゴール大統領とアラン・ドロンぐらいであった。ただ、姉がフランス語の教師をしていたこと、その連れ合いがフランス人で、一時期、家に同居していたことが他の人よりフランスを身近にしていたかもしれない。

「先生、このフランス留学生試験を受けてみたいのですが」と、当時の教授に聞いてみた。教授はドイツの留学経験も長く、研究の国際化を目指していたものだから、すぐにＯＫを出してくれた。もっとも、そう簡単に私が試験に受かるとは思っていなかったからに違いない。

　私としても、願書を出したところで、それが合格に結び付くとはさすがに思っていなかった。何しろ、願書提出期限は一〇日後、面接試験は一か月後に予定されていた。それもすべてフランス語で文書を作り、フランス語で口頭試問を行うというものであった。いかに大学紛争が終わったばかりで空虚な気持になっていたとはいえ、思えば無謀な計画を立てたものである。

　願書の作成はもちろん姉に任せ、面接試験対策は、想定問題の答えをフランス人の義兄にテープに録音してもらい、丸覚えをするという馬鹿げたものであった。昔から試験の前の日の一夜漬けというのは、比較的得意な方であったが、それよりも何かに夢中になれることの方が私には充実感を与えてくれた。

　面接試験は確かフランス大使館で行われたと記憶している。何人かの受験生は私を除いて全員医者である。これを考えただけでも、歯科医がフランス留学することは珍しかったことがお分かりであろう。一人ずつ呼ばれて面接室に入っていくが、面接官は担当のフランス大使館参事官だと思われる人、その他フランス人が二人と日本人は一人という構成であった。

　面接は型通り、「あなたの名前は?」とか、「どこで研究していますか?」、「なんでフランスに行きたいのですか？」、「フランスに行って、何を研究したいのですか？　先方とは話がついていますか？」など、まさに事前に想定した通りのものであった。もちろんすべてが聞き取れたわけではないが、聞き取れた単語をつなぎ合わせて類推したにすぎない。しかし、あながちトンチンカンな答えをした訳でないことは、面接官の顔からもわかった。

こうして無事面接は終了し、結果はめでたくフランスに行くことが内定した。なんともあっ気なかったが、受け入れ先の教授の確認書、指導教授の推薦状などが効果的であったらしい。

承知のようにフランスの教育年度は一〇月から開始する。試験が終了したのは一九七〇年一〇月だから、渡仏までにまだ一年近くある。それまでにフランス語を本格的に習わなくてはいけないと、さすがの私も不安になってきた。姉の紹介で東京御茶ノ水にあるアテネフランセという語学学校に通い始めた。

週三回、大学での研究の合間を縫って通った。幸い私の大学院の研究所とアテネフランセとは目と鼻の先にあったので、フランス語の勉強の後に、また研究の続きをすることもでき、なかなか便利であった。

二か月ほど通った後に、フランス大使館から語学試験をやるから受けなさいという通知が来た。「あれっ、フランス語ができないことがばれて、留学が取り消されるのではないか？」

と一瞬不安に思ったが、そうではなかった。むしろ、わたしにとっては幸運な出来事を生み出してくれるものであった。

一二月中旬、東京にある別のフランス語学校で試験があった。これはフランス政府が留学生たちの語学力を調べるもので、その語学力によって、フランスでの研修期間を考慮してくれるというものである。

もちろん、そんなことは全く分からなかった私はかなりビビっていた。何しろ、正直なところフランス語はほとんど分からないのである。やはり、一人ずつ試験に呼ばれて部屋に入っていく。今度はフランス人の語学教師が問題を出してくる。当然のことながら問題など予想もたたないから、前回の面接の時のような準備もできない。フランス語の本当の実力を試されているのである。

結果は、散々であった。ほとんど問題がわからないのである。問題がわからない受験生に、試験官は容赦なく〇点をつける。当然といえば当然か。口頭試験の後は、A4程度の紙にびっしりと書かれたフランス語の翻訳である。これもほとんど分からない。理解できた単語と言えば、シンプロントンネル位なものであった。書かれた日本語は、想像に想像をめぐらせた、全く意味不明のものとなった。

試験場を出た後、他の受験生から、あれはフランスとイタリアを結ぶシンプロントンネルの苦難な工事と完成を伝える記事であったことを知る。完璧に絶望感にさいなまれた。いかにフランス政府が寛容と言っても、フランス語の「フ」の字もわからない留学生を受け入れることはあるまいと思った。

すでに周囲の人たちには、得意げに来年はフランスに留学しますなんて言いまくっていただけに、これがダメになったらと思うと、さすがに情けなかった。

「フランスに行くんですって？　いいわねえ」なんて、正月に親戚のおばさんに言われても、その時は、「ええ、まあ」なんて口を濁らさざるを得なかった。語学の面倒を見てくれた姉をはじめとして、受け入れ先の教授、推薦してくれた教授、応援してくれている研究室の面々にも合わせる顔がないと、正直思ったものだ。

一月に入って試験結果を伝える知らせが来た。半ば観念して読み始めた。「先月行った語学試験の結果、あなたの語学力は残念ながらフランスでの研修を行うには十分ではないので……」、やはりそうかダメになったかと思ったら、次の文章は思いもかけぬものであった。

「……五か月間の語学研修を必要とします。ついては、五月からブザンソンで行われる研修に参加するように。その間の給付は正規の四分の三とする」とのことであった。

やった！　なんと五か月も余分にフランスに行けるではないか。それもフランス政府からお金までもくれて。さすがフランス、腐っても鯛である。いやいや、その頃の日本におけるフランスの評価は、あまり芳しくなく、経済的には停滞気味であり、何となく昔繁栄した国というイメージが強かった。これが大きな間違いであったと気付くのは、まさにフランスに行って、あちこちと旅をするようになってからである。

二　初めてのフランス――最初は鶏

何はともあれ、フランスに旅立つことになった。まだ、当時は成田空港がなく羽田からの出発である。留学そのものが、今ほど当り前ではなく、羽田の出国ロビーには大勢の友人、知人が送りに来てくれた。出征兵士を見送る際もかくありなんと言う位であった。皆さんにご挨拶に行くたびにお酒を注がれたので、出発の頃にはかなりの酩酊であった。

フランス大使館の見送りの人から分厚い封筒をもらった。向こうについてからの要領が書いてあるから、飛行機の中で読んで下さいという。この封筒がかなり重要なものであったことは後で気が付くのだが、何しろ上機嫌で、バタバタしていたので、そんなのに目をくれるゆとりもなかった。

やがて旅立ちの時間が来たが、何しろその時まで飛行機に乗ったこともなく、もちろん海外に行くことも初めてであった。どうやって出国検査などを行うのかも分からなかったので、いきなりおろおろであった。フランス大使館の方から指示を受け、やっとのことで飛行機に乗ることができた。

飛行機はジャンボなどの大きいものではなく、一列六席しかない、今考えるとヨーロッパまで行くのにはやや小さめの飛行機であった。それでも、初めての経験なので、まあ、飛行機とはこういうものかと思った。

途中、アンカレッジに給油のため立ち寄り、一路パリに向かった。離陸のときのスピードがものすごく速いと感じたこと、エンジン音がかなりうるさいこと、座席が小さいこと、食事が予想以上にうまいと感じたことなど、初めての経験はすべて興奮したし、面白かった。

旅慣れていると思われる同僚は、三席を独占しておおいびきで寝ていた。九州大学から来た放射線科のY先生で、私より一〇歳先輩であったが、彼とはフランス留学中を通じて大の親友になった。

初めて乗った飛行機の興奮も一段落したので、書類に目を通しておこうかなと思い封筒を開け、書類を読み始めた。すべてが分るわけではないが、手元の辞書を引きながらおおよそのことは頭に入ったのだが、どうしても分らないのが、あなたの研修先はモンペリエですという一文だった。

冗談よせよ、俺が行くのはブザンソンだぞ。この書類は他の人のじゃないかなと思って、表紙を見れば、間違いなく私の名前が書いてある。隣の同僚も不思議そうに眺め、やはり理

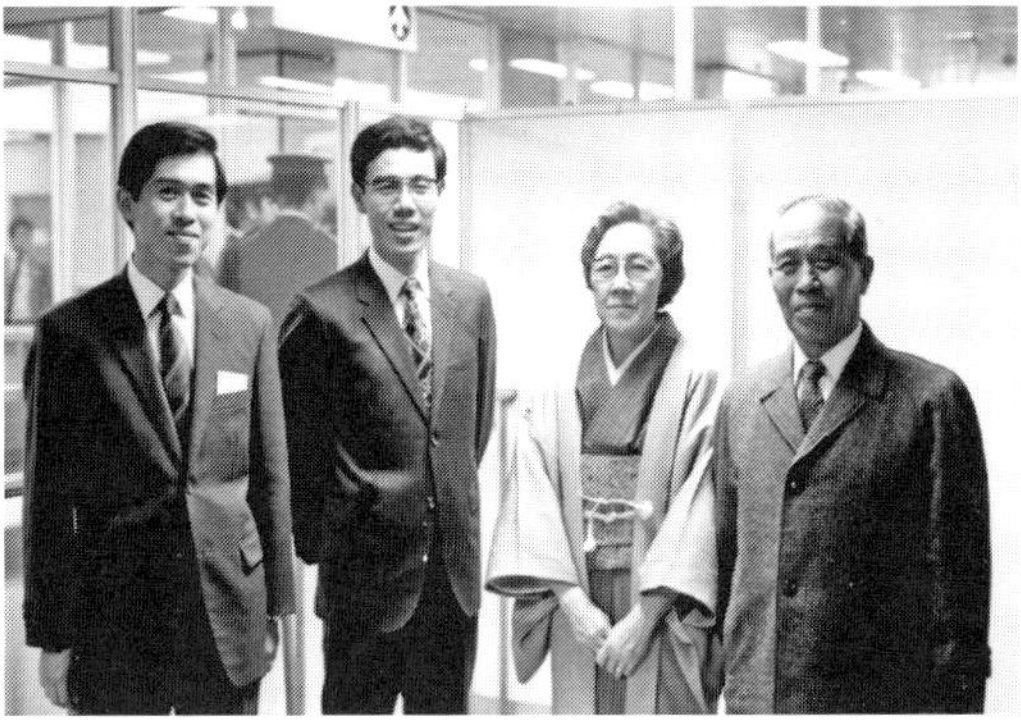

羽田空港で両親と兄（左）に見送られて

解できないという顔をしていた。

「このモンペリエってなんですか？」と私に聞いてきた。大体、モンペリエなる都市が何処にあるのかさえ知らない私が分かるわけもない。正直言うと、恥ずかしながらモンペリエなる単語が都市の名前なのかさえ分っていなかった。

それでも、「何とかなるでしょう」なんて、心にもない返答をしてしまった。若いって言うことは怖いもの知らずですねえ。

パリに着いたら着いたで、もちろん右も左も分らない。やっと留学生の世話をしてくれる人が、大型バスで迎えに来てくれていた。相手はフランス人だから、当然のことながらフランス語しか話さない。まあ、五か月も語学研修を必要とする連中ばかりだから、かなり易しく話してくれてはいたのだが、やはりほとんど何を言っているのか分らない。その中で、「フランスフランに換金しておいて下さい」という言葉だけわかった。

かなり朝早くに着いたのだが、空港に設置されている銀行の出張所みたいなところが開いており、そこでドルをフランに換えた。当時、一ドルは三六〇円、一フランは七二円である。まだまだ日本が発展途上国並みの頃であるから、持ち出しの外貨も一〇〇万円までであった。もっとも私は、一〇〇万円も工面できないので、姉から五〇万円ほど借りてドルに換金しておいただけであったが。

自分の語学能力の低さを棚に上げて言うわけではないが、状況が分らないと本当に何も分らないものだ。つまり、急にフランス人が登場して、大型バスに乗せられて、どこへ行くかも知らないという、まるで拉致されているかのようだったのだ。これならよく理解できなかったというのも許されるかも。

パリのオルリー空港（当時はまだドゴール空港が出来ていない）からパリ市内までは三〇分程度であったと思う。もう何回かパリに来たことがある同僚らが、あれはエッフェル塔だ、あれが凱旋門だとガイドしてくれたことを思いだす。まあ、その程度なら、別にパリに来たことがなくても分るのだが。

学生街と思われる街中に入ってしばらくするとバスが止まった。例のフランス人のガイド？　さんが、ここで降りろと言う。ふ〜ん、ここは何処だ？　大学でもないし、病院でもない。もちろんホテルでもなさそうだ。何やらオフィスの様だ。まあ、ともかくトイレに行きたかったら、まあ良いかと降りると、荷物も持って行けという。

二年分の生活必需品を詰め込んだトランクだからかなり重い。やっとの思いでバスの格納庫から引きずり出し、オフィスの片隅に積み上げた。

すると、またまたガイドさん（最終的に分かったことだが、この方は留学生センターの事務員であった）が登場して、これからそれぞれの語学研修先に行きなさいという。行きなさいと言われても、私にとってパリは初めてで、その新しく研修先に決まったと思われるモンペリエに行く方法なんて分かるはずもない。またまたおろおろである。

一〇歳先輩のY先生が、まあ何とかなるでしょうと、こんどは頼りになる言葉を言ってくれた。日本を旅立ってから二〇時間以上も経過していたから、疲れもほとんど限界に来ていたが、お腹の方も随分と減ってきた。人間、何処に行くともわからない流浪の民のようになっても、腹は減るものであることをこのときはじめて知った。

皆、同じようであったのか、誰かがセンターの事務員にそのことを訴える。すると、これ

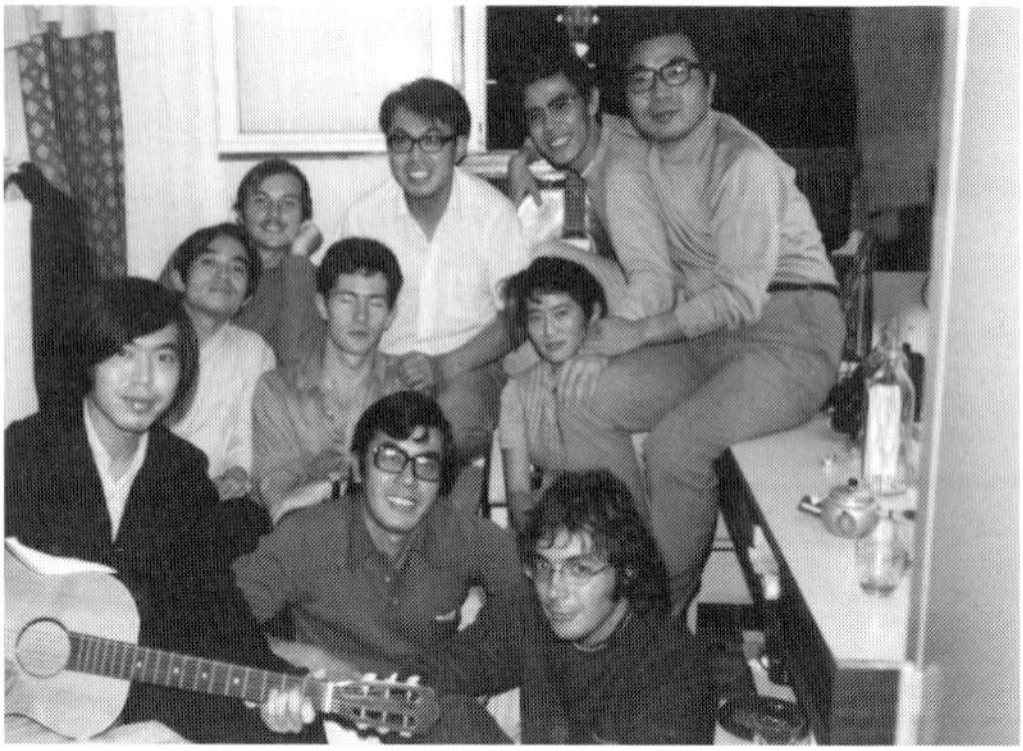

学生寮での留学生仲間

から一緒に行きましょう、付いてきなさいと何やら嬉しい言葉を言ってくれた。かの有名なフランス料理をごちそうしてくれるのか、なんて甘い期待をしながら、サンミシェル大通りという、ソルボンヌ大学などがある学生街を歩いて行った。

見るものすべて珍しかったから、きょろきょろ、きょろきょろ、あっち見て興奮し、こっち見て興奮していた。やがて一〇分程で何やらカフェみたいなところに入り、事務員さんはここで食べろという。よく見ると、セルフサービスの店で、好きなものを自分で取り、最後に会計をしてもらうという、実に何の言葉もいらない場所であった。

それでも、フランスの食べ物はよく分からないから、目で見て分かるものしか取れない。結局、フランスにおける最初の料理は、鶏を蒸したものであった。何ということはない、プレというフランス語が分かりやすく、なおかつ値段も手ごろだったからであった。それでも、空腹の私たちにとっては何よりのご馳走になったことは言うまでもない。

お腹を満たしてから、留学生センターに戻ると、今度はいよいよそれぞれの語学研修地に行くことになった。なんだかんだと医学関係の留学生の仲間達で話をしていると、どうやらモンペリエに行くのは四人であった。前述の九州大学のY先生、弘前大学のW先生、この先生は既に羽田で目立っていた。というのは、旅行カバンの代わりに柳ごうりを持っていたからである。日本人であることを強調しようとしてか、あるいは他人のカバンと間違えないためにか、いずれにしろ目立っていたのは確かであった。それと、農林省のお役人であるM先生と私である。

皆、私と同程度の語学力であるから、心細いことこの上もない。やっとのことでマルセイユ方面に行けばよいことだけは分り、事務員の方がバスで皆をリヨン駅まで送ってくれるという。リヨンと言えばフランス第二の都市で絹織物の産地として有名くらいの知識はもっていた。確か、マルセイユに行く途中だし、それは何とも親切なことだと思って、皆で喜んでバスに乗った。

二〇分経ったところで、「さあ、リヨン駅に着きましたよ。あちらで切符を買ってください」と事務員さん。「ええっ？　そんなことはないだろう、確かパリとリヨンとは数百キロは離れていたはずだぞ」とY先生。彼は、語学研修のあとはリヨンの病院に研修に行く予定である。さすがにリヨンのことはよく勉強している。

確かに、「ガール・ド・リヨン」と書かれ、日本語にすればリヨン駅である。なんと言うことだ、パリにリヨン駅があるなんて。もちろん、あとで知ったことだが、パリにあるターミナル駅の一つで南に行く列車はすべてここから出るらしい。まあ、東京で言えば北に行く列車の出発駅である上野駅みたいなものだ。それにしても紛らわしい名前を付けたもんだ。パリにあってリヨン駅とは。

三　パリからモンペリエへ――一泊二日

パリのリヨン駅で、これから珍道中を繰り広げることになる医者仲間四人で、何とかモンペリエ行きの切符を買うことが出来た。一人ではおろおろしていただろうに、やはり仲間がいるのはうれしいし、頼もしいもんだ。やっとのことで列車に乗り込み、座席に向かう。座席は通路とは別になっているコンパーティメントと呼ばれる八人掛けの客室である。

車掌さんがやってきて、検札を行う。私たち四人の異様な格好に少々びっくりしたらしいが、そこはフランス人、にっこり笑ってモンペリエに行くのか？　それならばアヴィニョンで乗り換えなくてはならないと告げて言った。まあ、もちろんすんなり分ったわけではなく、車掌さんにしつこく食い下がってわかった話である。

はるか日本を旅立って、すでに三〇時間以上は経っていただろう。さすがの私たちも一気に寝こけてしまった。一番若かった私（といっても二六歳）が何となく見張り番の役目となっていた。なにしろ皆寝てしまったので、やはり荷物が心配なことと、アヴィニョンに着いたら皆を起こさなくてはという使命感にかられて、私が起きている羽目になったのである。

ところが夕方から夜になると、さすがの私も疲れの極致から、知らず知らずのうちにウトウト。やがて、列車はスピードを緩めてゆっくりととある駅に停車した。フランスでは日本の駅のように「とうきょう、とうきょう」などと車掌さんが叫んでくれないから、自分で確認しなくてはならない。まさに自己管理の社会である。

何人かの乗客が足早にホームに降りていく。

「うむ、どこだここは」と寝ぼけまなこで外を見ると、なんと「Avignon」と書いてあるではないか。急いで先輩たち（年齢の序列で、すでにそういう関係になっていた）をたたき起し、大きな荷物を抱えてホームに向かった。でも、柳ごおりの先生をはじめみんなすごい荷物である。簡単には降りられない。早く下りないと出発してしまうと思うと必死であるが、あっちにぶつかり、こっちにぶつかってやっとホームに降りることができた。

やれやれとほっと一息ついて、さて、私たちが行くモンペリエ行きの列車はどこから出発するのであろうか、などと思っていてもなかなか簡単には要領がわからない。何しろ初めてのフランスで、初めての列車で、初めての土地である、分からなくて当然であろう。

眠気も交じって、ただボーっと立っている四人のはるか前方のホームから、一台の列車が赤いテールランプを光らせながら、するすると音もなく発車していくのが見えた。あの列車かな、なんて少しは想像したが、次の列車にでも乗ればいいやと簡単に思っていた。

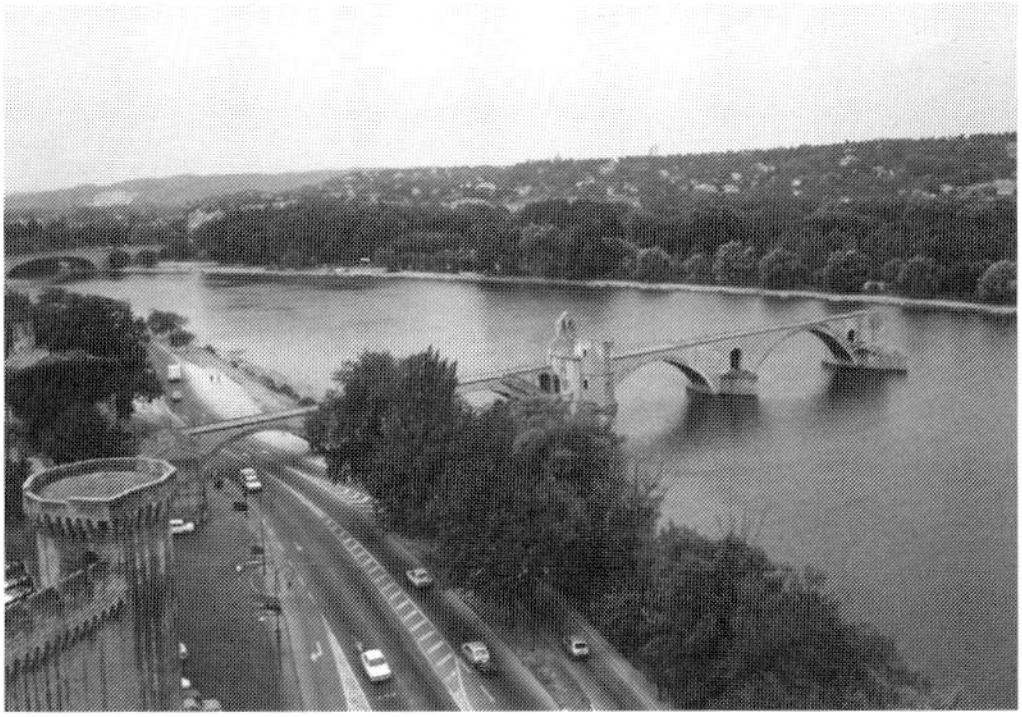

ローヌ川の激流で途中から壊れているアヴィニョン橋

この安易な考えが、またとんでもない結果を生んでしまった。大きな荷物を抱えて、トボトボと駅舎に向かい、駅員さんに、「次のモンペリエ行きの列車は何時ですか？」、いやいやこんなに流暢にフランス語を話せる私たちではなかったから、恐らく、「ツギノ、モンペリエイキレッシャ、イツ？」位な調子で駅員に尋ねたことと思う。

先方の駅員さんも、訳のわからない難民のようないでたちの東洋人を見て、優しく言ってくれた。「ツギノ、レッシャ、アシタデス！」。

えーッと、愕然とした私たちに続けて、「ホテル、チカクニ、イッパイアリマース」。時計を見れば、現地時間、午後一一時を回っていた。最終列車が出て行ったとしても仕方がない時間ではあった。かくして、記念すべきフランスの第一夜は、心ならずも「♪

アヴィニョンの橋で輪になって踊れよ〜」のアヴィニョンに泊まることとなった。

またまた、大きな荷物を抱えてトボトボである。駅を出て正面の道をまっすぐに行くと、すぐに大きな城壁が一面にそびえて見えた。それにしても暗い町だ。そう感じたのは、何しろすべてがオレンジ色っぽい電球色の世界である。すでに蛍光灯がほとんどの東京の町とは大違いであったが、この電球色の温かさが色あせた城壁に妙に合っていることも確かであった。これだけで、中世に法王庁がおかれたアヴィニョンの不朽の歴史が感じ取られたのは私だけではなかっただろう。

ものの五分も歩かないうちに小さなホテルを見つけた。フロントと思しき所にポツンと座っているおじさんに、泊まりたいけれど部屋はあるかと問うた。ジロッと私たちを見てから、あるけど前払だぞとの答え。四人で一部屋、朝食付きで、一人二〇〇〇円前後だったと記憶している。パスポートを取り上げられてから、鍵を渡された。この頃のフランスのホテルはまだ泊り客からパスポートを預かるシステムであった。

部屋に入ると、一〇畳ぐらいの大きさに、ダブルベッドが一つ、シングルベッドが二つある、まさにファミリールームの典型である。バスルームに入ると大きめのバスタブとトイレ、それともうひとつトイレに似たようなものがあった。これが当時のフランスでは当たり前であったビデであることは後で知った。

「おお、風呂に入れるぞ」とY先生。もう、日本を出てから何十時間たったのだろう、日本人なら誰でもひと風呂浴びてから寝たいの心境である。一人ずつ順番に風呂に入ったが、水はけが悪く、お湯の勢いも悪いので、なかなか自分の番が回ってこないのには正直参った。風呂の後は、ベッドに倒れこみ、綿のように眠りこけたのはご想像の通りである。

翌朝、八時半位であっただろうか。ドアをトントンと続けざまに叩く音に目を覚ました。他の三人は相変わらず眠りこけているが、ベッドを出てドアを開ける。すると、給仕の格好をしたおばさんが、「ボンジュール、ムッシュー、朝食ですよ」と、手に大きなお盆を抱えて入って来た。さすがに、その物音で三人も目を覚ました。

う〜ん、なんとも言えない美味しそうなコーヒーの香り。それと焼きたてのパンの匂い。そういえば昨日の昼食からほとんど何も食べていないことに気が付いた。テーブルの前に座り、目の前の大きなカップに焦げた匂いの強いコーヒーと、熱々のミルクを注ぎいれた。初めての本場のカフェオレである。二個ずつ紙で包んだ角砂糖を入れる。

「うまい！めちゃくちゃうまい！」。焼きたてのクロワッサンをほおばる。「うまい！ものすごくうまい」。次に、バゲットにバターと小瓶に入ったイチゴジャムを塗って食べる。「うま

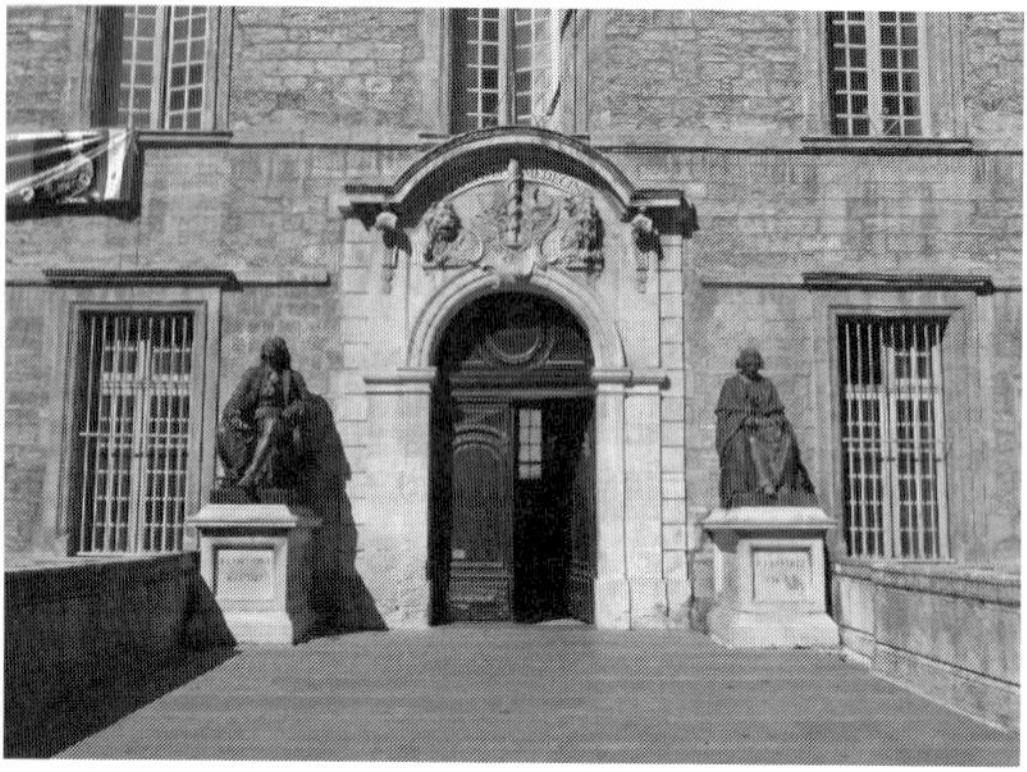

モンペリエ大学医学部の正門

い！本当にうまい」。フランスの伝統的な食文化の一端に触れた思いである。こんな安い料金のホテルの朝食に、どうしてこんなうまいパンとコーヒーが付くのか、恐るべきフランスの底力？

列車の時間にゆとりがあったので、ホテルに大きな荷物を預けて市内見物に出かけた。何といってもアヴィニョンの橋を見ようと、ホテルでもらった観光地図を頼りに歩いてみた。五月初旬のすがすがしい朝だったことを記憶している。あちこちの商店が店を開ける準備に忙しく、のんびりと歩いているのは私たちだけであった。さぞかし異様なものに見られたに違いない。ここアヴィニョンではただでさえ、東洋人は珍しいと思われるのに、四人の風体は羽田を出発した時のまま、つまり背広にきちんとネクタイを締めているからである。東洋人の政府関係者の視察に思ったかも知れない。

　ともあれ、ものの一〇分と歩かないうちに、抜けるような青空をバックに、とうとうと流れる河の中程まで架かる橋が見えてきた。アヴィニョンの橋だ！　正式にはサン・ベネゼ橋と呼ばれ一二世紀に建てられた立派な石作りの橋であるが、一七世紀のローヌ川の大洪水のために橋は崩壊し、現在はアヴィニョン側の一部しか残っていない。

　ともあれ、橋に登ってみることにした。橋げたのわきの階段から登ってみると、意外や意外、到底、和になって踊るほどのスペースはないように思われた。まあ、一二世紀なら車もなかったろうし、この程度の広さでいいのかな、なんて妙な納得をしたことを覚えている。

　さらに、あちこちを見学したかったのだが、そろそろ列車の時間も近づき、駅に行くことにした。パリでモンペリエまでの乗車券は買っていたので、今回は時間とホームさえ間違えなければよい。さすがに、少しではあるが、フランスの空気にも慣れてきたので、四人とも余裕を持って車窓から見えるプロバンスの景色を楽しんだ。

　一時間ほど乗車すると、いよいよモンペリエに到着した。さあ、ここからも、また一苦労であった。パリでもらった書類では、モンペリエに着いたらすぐに現地の留学生センターに行けと指示されていた。指示の通り動かされる私たちは、まるで実情を知らされないままに、あちこちに行けと指令されているスパイみたいであった。大きな荷物を駅の一時預けに預けてセンターに行くことにした。預ける時に、日本で学んだ通りの文章が、すんなりあちらの駅員さんに通じて、胸がすかっとしたことと、フランス語にちょっぴりとだけ自信が芽生えたのを覚えている。

指示書に書かれた地図を頼ってセンターまで行くと、かなり太った女性の事務員さんが出てきて、遠いところからよく来たと言わんばかりに大きく手を広げて、大げさな身振りで私たちを歓迎してくれた。

まあ、そこまではことばは分からなくても態度でわかった。それからは、いろいろと細かな説明をしてくれたのだが、ほとんど？　いや全く分からない。ただ、落ち着く先だけは知らないと、この後どうしたらよいかわからないので、必死に皆で食い下がった。その結果、トリオレという学生寮に行きなさいということだけは理解できた。そして、最後に一言、「明日はトリオレに住んでいる日本人のムッシュー・シュミさんを連れていらっしゃい」と言ってくれた。そしてご丁寧にも彼の部屋番号まで教えてくれた。

四　留学生活のスタート——まずは学生証

モンペリエの留学生センターの事務員が、ムッシュー・シュミさんを連れていらっしゃいといったのは訳がある。まあ、大体はお分かりかと思うのだが、私たちに細かなことを話しても一向に埒が明かず、大切な語学研修の受講方法をはじめとして、学生寮の入居要領、警察署に行って滞在許可証をもらうことなどなど、日本語だって難しそうなことを、この四人にフランス語で話しても到底理解されないと思ったのであろう。ムッシュー・シュミさんに通訳をしてもらいなさいという意味である。けだし、賢明なことである？

トリオレなる学生寮までは、タクシーを利用することにした。フランスに行ってはじめてのタクシーである。恐る恐る九大のY先生と乗ることにしたが、意外や意外、何ともすんなり、目的地を書いた紙を見せただけで「ウイ、ムッシュー」と快い返事。おまけに、大きな荷物を見つけるや、すぐに運転手席から飛び降りトランクに入れてくれた。

顔は赤ら顔で怖そうなイメージだったが、無愛想な日本のタクシーに慣れていた私たちは感激の気持ちで乗り込んだ。途中、運転手さんが何やら話しかけてきたが、「オーッ、ジャポネ、ジャポネ！」くらいが私たちの共通のことばであった。まあ、そうはいっても車の中から見る中世フランスの建物や、郊外の田園風景は五月の風とともに心地よかった。

トリオレの門まで連れて来てくれ、料金を払う段になって、やっと荷物をトランクまで親切に入れてくれた意味を理解した。これも料金のうちだったのである。実に合理的である。日本のように、運転席からトランクルームを開け、客に勝手に入れさせるのとは大違い、しかし、そのサービス料はちゃんと頂きますよというのである。

モンペリエという町、フランスの南部にある町で、地中海まで一〇km程度の極めて温暖な土地である。パリからは七五〇km、日本でいえば東京―倉敷間の距離である。モンペリエ大学はヨーロッパ最古の医学部があることで知られ、一二八九年創立というから、それだけでもヨーロッパの歴史が感じられてしまう。「ガルガンチュワ物語」の作者であるフランソワ・ラブレー、ノストラダムスの予言で知られるミシェル・ド・ノートルダムなどが在籍していたらしい。ともかく、私が知らなかっただけで有名な大学であることは確からしいし、多くの留学生を迎え入れ、語学研修を行っていることも知られていた。

タクシーを降りて、もたもたしている私たちに今度は門番というか、管理人らしき女性が、これまた満面笑みを浮かべ、大きく手を広げながら、よく来たという風情で迎えてくれた。何ともまあ、フランス人の大げさなことよと思ったが、フランス人にとっては、後進国から

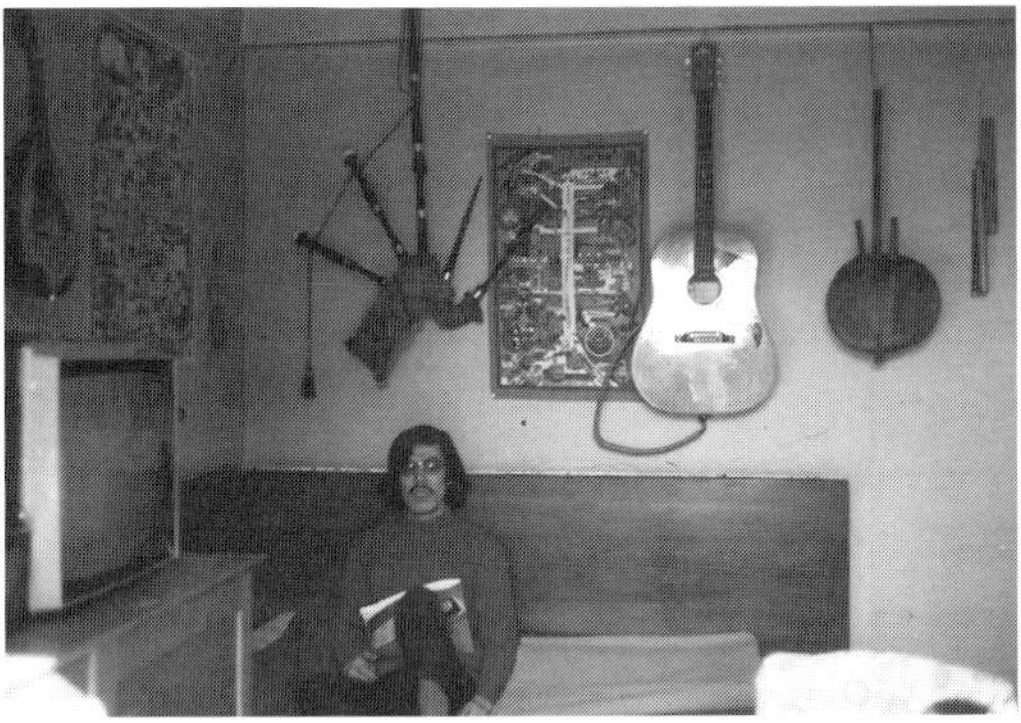

アパートで

はるばる何千里もかけて来た若者たちを見捨てるわけにはいかないのだろう。キリスト教の博愛の精神かなとも思った記憶がある。

トリオレという学生寮は広々とした、まるで公園のように整備された敷地の中に、四階建ての建物が一〇棟程並んでいる。日本の学生寮しか知らない私には夢のような環境であるが、こういう規模の学生寮がモンペリエには四つか五つくらいあった。四人のうちの二人、私とY先生は、このトリオレの一つの建物に入居することになった。

荷をほどく間もなく、私たち二人はムッシュー・シュミさんの部屋を訪ねた。一瞬びっくりしたようだったが、新しい顔の日本人の同居者を喜んで迎え入れてくれた。ムッシュー・シュミというから日本語の分かるフランス人学生かと想像していたのだ

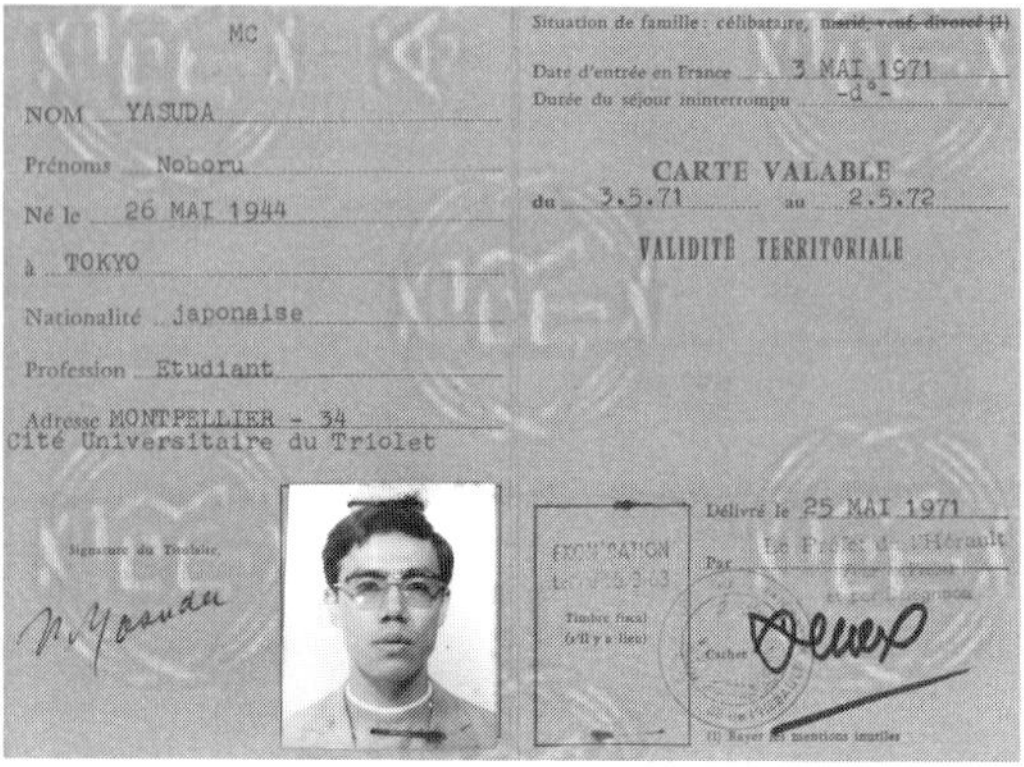
MC

NOM YASUDA

Prénoms Noboru

Né le 26 MAI 1944

à TOKYO

Nationalité japonaise

Profession Etudiant

Adresse MONTPELLIER - 34
Cité Universitaire du Triolet

Signature du Titulaire

N. Yasuda

Situation de famille : célibataire, ~~marié, veuf, divorcé~~ (1)

Date d'entrée en France 3 MAI 1971

Durée du séjour ininterrompu -d°-

CARTE VALABLE

du 3.5.71 au 2.5.72

VALIDITÉ TERRITORIALE

Timbre fiscal (s'il y a lieu)

Délivré le 25 MAI 1971

Le Préfet de l'Hérault

Par

Cachet

(1) Rayer les mentions inutiles

当時の学生証。とても大切なもの

が、正真正銘の日本人であったのにはこちらもびっくりしてしまった。東京の有名私立大学文学部、フランス文学専攻の優しげな先生で「スミ」先生というのが正式な名称であった。早速に、奇妙な器械でコーヒーを淹れてくれたが、部屋中、コーヒーの何ともいえないよい香りが漂った。

「ちょっと初めての方には苦いかもしれませんよ」と、角砂糖を一緒に添えて出してくれた。「いやあ、大丈夫ですよ多分」と言って、砂糖を入れないまま一口含んだ途端、正直いってブッと吐き出しそうになった。「これ、フランスのコーヒーです。カフェではエクスプレスというんですけどね。フランス人の一番のお気に入りですよ」と説明してくれた。

日本でも平成の今では、高圧蒸気を使って素早く出すイタリアのエスプレッソは、もう当たり前のように都心のカフェで飲むことができるが、そのエスプレッソがフランス語ではエクスプレスといって、まあ英語のエクスプレス（急行）をそのまま用いている訳だ。今では、フランス料理の最後に当たり前の様に飲んでいるが、最初はかくの如く、ただただ苦いだけの代物であった。

「そうだ、これからメゾン・ダミチエにいきませんか？」とスミさんは言った。「日本人留学生が多く下宿しているところで、シスターが居るんですよ」。何のことやらさっぱりわからなかったが、メゾン・ダミチエとは友愛の家とでも訳したらよい、カトリック修道院が経営している学生寮であった。トリオレから、トボトボとスミさんの後ろをついて行き、一〇分程でいかにもプロバンス風の家にたどり着いた。

何とも不思議な空間でホールにはかなり多くの、私たちより若いジャポネ（日本人）がいて、みんな楽しそうに語らい合っていた。スミさんはここの顔？　というより、世話役のようであったが、早速に何人かがスミさんと私たちを物珍しそうに取り囲み、「どこからいらっしゃったんですか？」とか、「何を専攻していらっしゃるのですか？」など、さすがによくわかる日本語の質問を浴びせて来た。

しばらくすると、ワインが開けられグラスに注いでくれた。当たり前ながらフランスワインである。ほとんど初めてに近い経験で、正直言って、美味しさなんてまるで分らなかった。それはそうで、日本ではブドウ酒といえば、かの有名な赤玉ポートワインか、嫌に甘ったるいドイツワインしか飲んでいなかった私である。今でこそ、えらそうに、「どこどこのワインは甘みと酸味が程良く、この食事に合いますね」なんて、どこかで教わったようなセリフを口にするが、初体験はかくの如くであった。夜遅くまで、奇妙な飲み物としか思わなかったワインを、それでもたらふく飲んですっかり酔っぱらってしまった。

翌朝、私たち四人はスミさんに連れられ、昨日訪れた街中にある留学生センターに行った。バスの乗り方も、初めて知った。切符は一〇枚綴りのものを買うこと、路線の番号を間違えないことなど、まるでバスに初めて乗る小学生のようであった。老人や妊婦、それと戦争で傷を負った軍人の優先席を知るなど、当時の私にはきわめて新鮮であった。

やがてオフィスに着くと、昨日のマダムがまたまた満面の笑みで迎えてくれた。さすがにスミさんは手慣れた様子で、私たちにてきぱきと書類の書き方を教えてくれた。何といっても大切なのは学生証、これがないと授業を受けられないのはもちろん、食堂にも行けないし、数々の学生割引の特典も受けられない。

信じられないかもしれないが、フランス政府の学生に対する優遇度は半端なものではない。

これ一枚あれば、国立美術館をはじめとした公立施設はほとんどフリーパスだし、映画館、劇場などの割引もある。そうそう学生食堂で格安で食事をとることもできる。フランスは学生天国といっても過言ではない。

学生証の発行が終了すると、翌日からどこの場所で、どのクラスで語学研修を受けなくてはいけないかの書類をもらう。いよいよ留学生活のスタートである。

五　語学研修――プロバンスの香り

待望の語学研修が始まった。担任の先生は三〇歳前後の金髪女性で、当時はやりのレンズの大きなトンボメガネをかけていた。早速、私たちは陰でトンボ先生とあだ名をつけた。「ラッキー、いきなり飛び切りのマドモワゼルに教えてもらえるとは」と、私はひそかにほほ笑んだ。生徒は半数が日本人だったが、その他にはアルジェリア、イラク、セネガル、チリ、アルゼンチンなど国際色豊かな環境であった。

最初の授業は、まずは型通りトンボ先生の自己紹介から始まり、続いて私たちの出席を取り始めた。名前を呼ばれると、「プレザン！」と答える。まあ、お分かりと思うけれど「出席！」と言っている訳だ。その後、日本の語学学校でも使用している教科書を使用して授業が始まった。

授業を何回か続けていくうちに、生意気にもあまり面白くないな、と感じ始めてしまった。教科書にケチをつける気はさらさらないが、日本でも使っている同じ教科書だし、教科書に則った授業というのはフランスで受けても新鮮味がない。窓から差し込むプロバンス地方の陽光に、ついついうとうとと眠ってしまうものも多かった。

教科書を通しての授業はともかく、トンボ先生が時折脱線してくれる話はメチャメチャに面白かった。最新映画の話、自身の学生時代、フランスの美術、料理に至るまで、フランス人の身ぶり、手ぶりを交えた話は、あまり理解できなかったものの面白さは十分に伝わってきた。授業は先生の脱線話を聞きに行くためにあったと言ってもいいくらいだった。

教科書の初級程度の内容は文法に強い日本人の独壇場であったが、月日の経過とともに内容がグレードアップしてくると、ほとんどの日本人が授業について行けなくなってしまった。最初の頃、とんでもない答えをして、笑いを誘っていた外国人の連中が、みるみると上達し、途中からは私たち日本人をどうしようもないという顔で見るようになってきた。

どうして日本人は語学が弱いんでしょうね。あまりにも正確に話そうとするせいか、言葉が出てこなくなり、結局何も伝わらない状況になっているのではないだろうか。もちろん私も、その一人。なまじ文法を日本語で覚えたため、動詞の変化はどうしたらよいのか、単語の順番はこれでいいのだろうかなど、余計なことを考えてしまう。他の国の連中は、なんだかでたらめの言葉を言っているようで、ちゃんとフランス人教師に言葉が伝わっている。

こうなると、授業に出てもあまり居心地がよくない。そこで、同じように感じていた九大のY先生と授業をさぼる日が続いた。もちろん、ただサボって部屋でごろごろしていたわけ

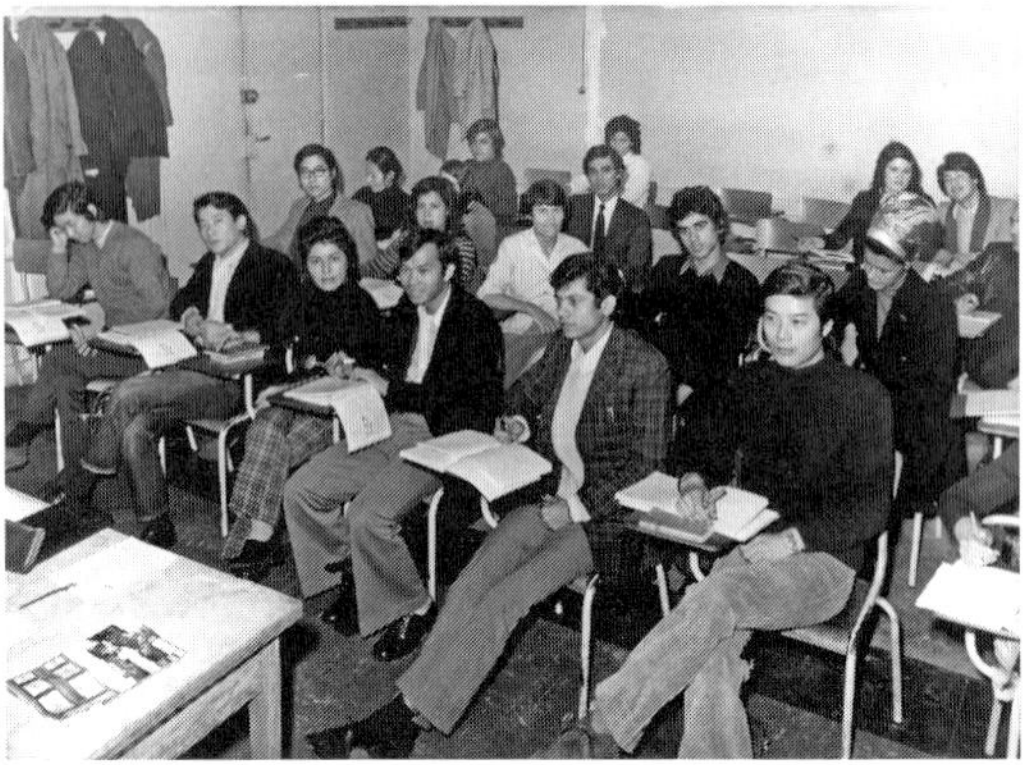

語学研修の仲間たち、国際色豊かだ

ではない。Y先生が中古の車を日本人留学生の先輩から購入したのをきっかけに、その車であちこち旅するようになっていた。「ヤスダ先生、授業なんかより、生きたフランス語の方がいいですよ。実践！実践！」とY先生。地元のモンペリエはもちろん、プロバンス中の名所旧跡を回り、レストランやお店に入っては覚えたてのフランス語で何やら注文をして、これは通じた、あれは駄目だったなど、まさに実践フランス語教室であった。何しろ周りは全員フランス人、否が応でもフランス語を話さなくては用が足りないわけだ。

美術館にもよく行った。モンペリエ美術館では、もちろん学生証を見せてタダで入ったのだが、ミレー、クールベ、コロー、セザンヌ、ルノワール、モネなどそうそうたる画家の絵が展示されていた。平日の昼間の時間だから、参観人なんかほとんどいない。あまりに閑散としているものだから、最初はこの絵は本物ではない、大体こんな田舎町に本物などあるはずもないなどと考えていた。まさに、無知とは恐ろしいものである。後日クラスの課外授業で同じ美術館を訪れた際、トンボ先生がとうとうと講義してくれて始めてやはり本物であったと知った。フランスの国力のすごさを知った思いである。

プロバンスに限らず、フランスの田舎はものすごくきれいである。道路は、両端にプラタナスをはじめとした並木があり、ブドウ、小麦、ジャガイモ、ひまわりなど広大な畑の中をまっすぐに延びている。遠くには森や村の教会の尖塔だけが見えている。印象派の絵画そっくりの光景が目の前に広がる。何しろ広告の看板などどこにも見当たらない。一歩街を出れば畑だらけだから、人口密度が少なく、こんなところに広告をおいても効果はないと読んでいるのであろう。いずれにしろフランスは農業国であることを否が応でも感じさせられる光景である。

そこを車でぶっ飛ばすのである。まさにフランス人はぶっ飛ばすという形容が正しく、ものすごいスピードで私たちの車を追い抜いていく。私たちもかなりのスピードで走った。もっとも、中古のボンネットに穴があいているシムカ（フランスの国産車で、後にアメリカのク

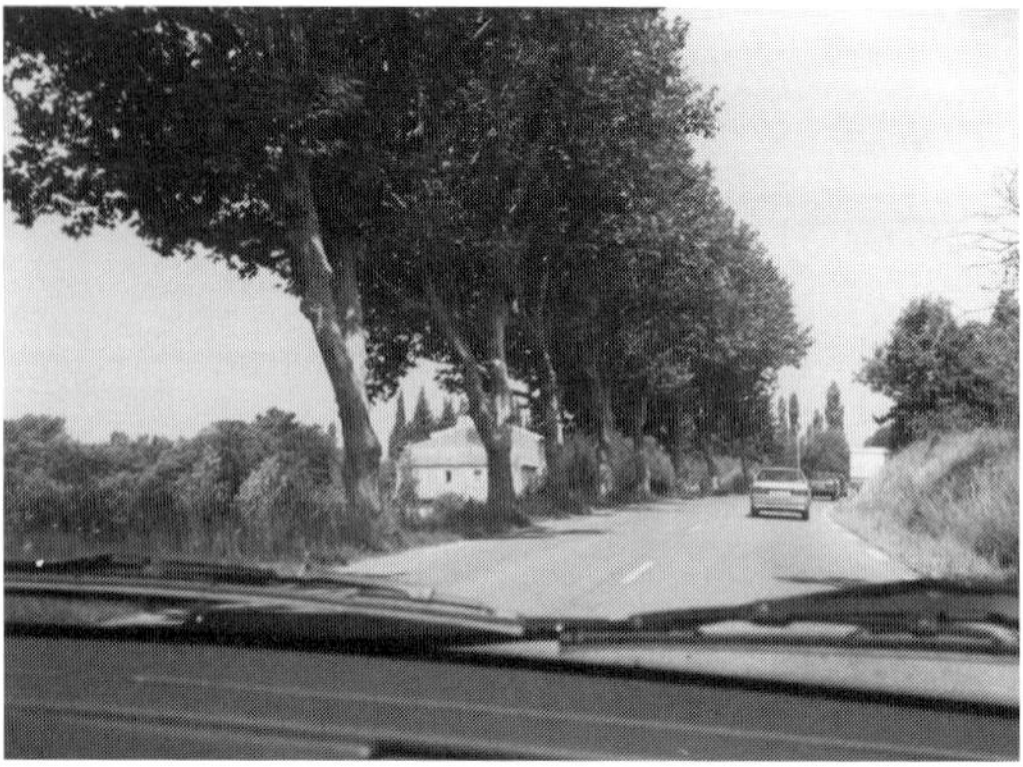

フロント越しに見えるプロバンスの道

ライスラー社に吸収合併された会社の車）では、それほど速くは走れないので、次々と追い越されていく。

　フランスの田舎の道は三車線が多く、真ん中の一車線はこちらからと、あちらからの共通の追い越し車線なる。だから追い越す時はスリル満点。一気に追い越して行かなければ、対向車ともろに正面衝突というわけだ。すごいシステムですね。街道のレストランに入れば、安いメニューでもかなり美味しい料理にありつける。当時のお金で一〇〇〇円も出せば上等で、オードブル、メイン、デザートの三点セット、これに一人当たり二分の一リットル分のワインが付く。車で行っているのにY先生、どうどうとお酒を飲む。今ではフランスといえども考えられないが、当時は酔っ払い運転に寛容だったし、ワインのない食事なんてありえないと思われていた。何という美食の国か。

　プロバンスは、古代ローマ時代の遺跡がたくさんあることでも知られている。それもただ単なる遺跡ではなく、闘牛場や音楽会を行うホールとして、また一般住宅としても使用されていた。夏になると、その闘牛場でスペインからの一団を迎える。ローマ時代の遺跡の中で、本物の闘牛を見るなんて、まさにローマ時代の市民になった気がする。

　日本の相撲や歌舞伎に似て、様式美にあふれている。マタドール（闘牛士）の登場から、最終的に闘牛士が牛を剣で刺すところまで、決まった型で行われる。毎回、殺される牛はいい迷惑だろうが、これを観客が熱狂的に迎える。マタドールがうまく牛を仕留めたときには「オレイユ（耳）！オレイユ（耳）！」と一斉に騒ぐ。何だかわからなかったが、うまくいった場合には、牛の耳を切り取って勲章とする権利を与えられるらしい。いずれにしろ残虐な行為である、と考えるのは日本人の感性か。しかも、翌日の地元スポーツ紙の一面に、〝マタドールAは昨日、二つの耳を取った〟なんて大見出しで出てくる。

　プロバンスのスポーツというか、大人の遊びの代表は、なんといってもペタンクである。砲丸投げの球を一回り小さくしたような鉄製のボール（ブールという）を木製の小さな玉（ビュット）に近付けるゲームである。日本で昔遊んだビー玉、あるいは氷上で行うカーリン

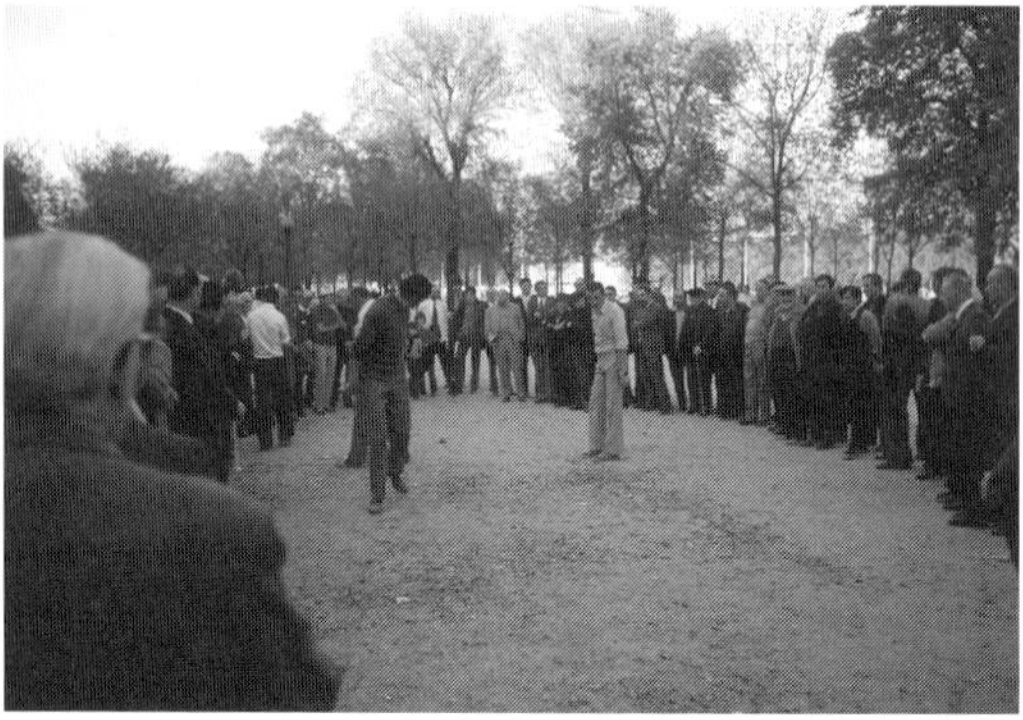

ペタンクは南仏で最もポピュラーな遊び

グとほとんど同じルールである。

これを村の広場で大の男たちが、夕方ともなればパスティス片手に夢中になってやっている。ちなみにパスティスというのはプロバンス地方で最も愛されている食前酒の一つである。プロバンスはこういうアウトドアスポーツは、とてもではないが昼間は暑くてできないので、日が陰った夕方が最も多く、仕事が終わって家に帰ってから晩御飯までの時間にこのペタンクを楽しむ。だから、晩御飯の食前酒としてパスティスを片手にゲームを楽しむという風景が自然になる訳である。

毎日毎日、Y先生と個人的に課外授業を行っていると、もうほとんどすべてのプロバンスを回った勢いである。マルセイユ、アヴィニョン、アルル、エックス・アン・プロバンス、オランジュなどなど、もうガイドでも出来る感じであった。

　やがて9月の声を聞くとプロバンスにも秋の気配が感じられてきた。いよいよ本格的なパリでの研修が近づいてきた。さすがに、遊び呆けているわけには行かない。レストラン、買い物なんかで使うフランス語はベテランのように得意になったが、肝心の研究にも使用できそうなフランス語は相変わらず心もとない。のんびり屋の私も、さすがにいささか不安になってきた。ともあれ九月末にパリにY先生共々旅立った。

六　パリの歯科医学校——教授宅での研修

Y先生の研修先はフランス第二の都市リヨンであったが、なぜかパリの宿泊地まで一緒に送ってきてくれた。親友とはありがたいものである。私のパリでの滞在場所はパリの南のはずれ一四区にあるパリ国際大学都市、そこにある日本館というところであった。名前から分るように日本人の留学生の多くが宿泊している。別名「薩摩館」と呼ばれ、パリ社交界で一世を風靡した日本人実業家、薩摩次郎八の全額寄付によって一九二九年に建てられた。

玄関の呼び鈴を恐る恐る押すと、フランス人の初老のマダムが出てきた。これまた満面の笑みをたたえて、私を迎えてくれた。すでに書類が回っているので、戸惑うこともなく比較的すんなりと、鍵をもらい自分の部屋までたどり着くことができた。

七階の三畳ほどの、古いフランス映画に出てくるような屋根裏部屋が、パリの最初の私の部屋となった。同期の留学生でも、もっと広い部屋に一人で入っている人もいたが、まあ、若いということで一番小さな部屋を与えられた。もちろん風呂もトイレもなくベッドと洗面台が一つあるだけであった。それでも、一人部屋であることはまだいい方で、さらに私より若い文学系の留学生らは、二人で一部屋であった。

翌日、留学生センターに行って身分証明書を作り、研修先の歯科医学校の住所などを調べた。その後、これから世話になる教授に電話をかけ、訪問する日程を決めた。まあ、はじめてパリに着いた五か月前より少しは慣れたと言っても、一連の手続きがすんなり行ったわけではない。事務員には同じことを何度も尋ね、やっと証明書を作ったし、電話に至っては、これまた先輩に手ほどきを受けてやっとのことで教授とのアポイントを取り付けた次第である。いずれにしろ、さあいよいよフランス留学の本番開始かと思うと、胸が高鳴った。

初めて教授と会う日、さすがに前の日から落ち着きがなく、寝坊してはいけないと、かえって夜はなかなか寝付けなかった。本当は夜のディナーを兼ねて招かれていたので、朝は関係ないのだが、まあ、それだけ緊張していたと言う証拠である。教授宅はパリ一六区、高級住宅が並んでいる一角にあるのだが、そこへ行く道を前の日からあれこれと検討し、最初の挨拶は何と言おうか、こう言われたらこう答えようなどなど、まるで試験前の受験生の心境であった。

三〇分以上も前に教授宅に到着したが、さすがに呼び鈴を押すわけには行かない。時間が来るまで、家の前をあっち行ったり、こっち行ったり、うろうろと近所を歩き回っていた。きっと周りの人には不審な奴と思われていたことであろうが、こちらはそれさえ気が付かな

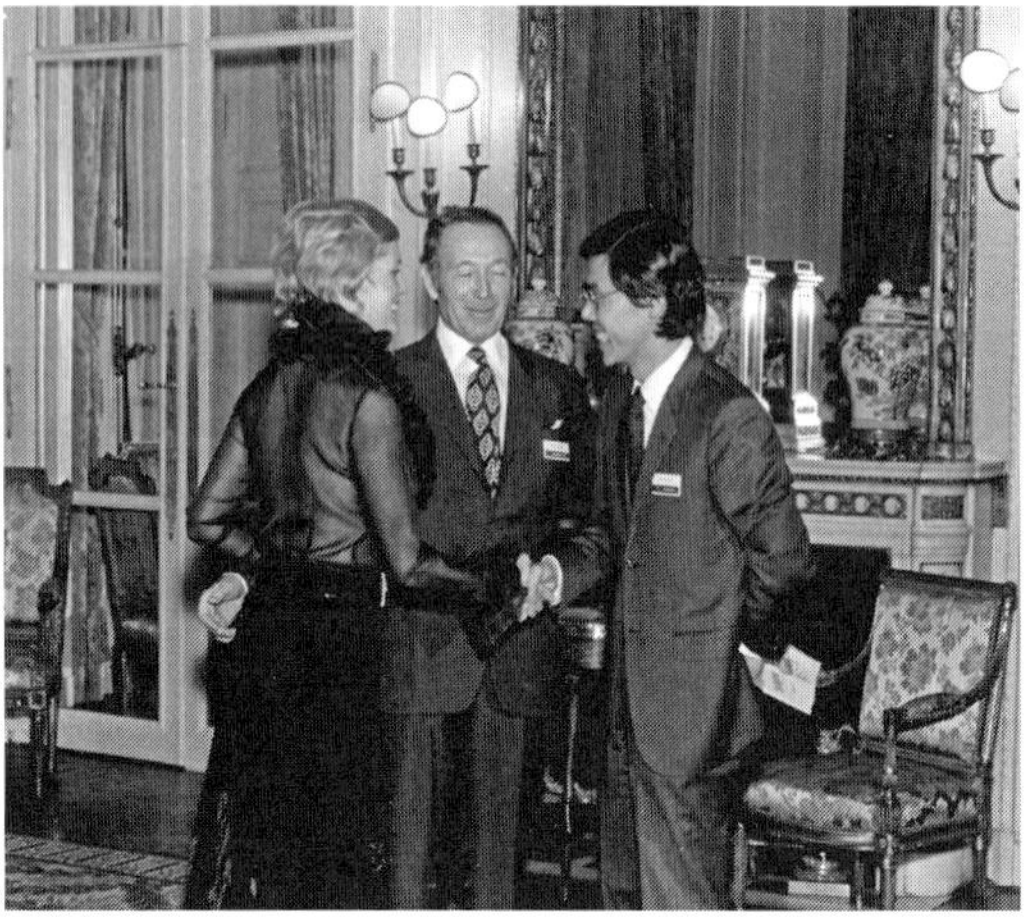

最初にお世話になったR教授
当時はフランス歯科医学会会長であった（左：奥様）

いほど緊張していた。

R教授は、フランス歯科界の重鎮で六〇歳を少し回った位の年齢である。若干薄くなっているとはいえ、きれいな白髪で、貫禄のある紳士であった。何の目的で来たのか？　最終的にはどこまで望むか？　などなど、矢継ぎ早に質問が飛んできた。ある程度、予測していた質問とは言え、答えるほうは緊張でしどろもどろであったに違いない。

結局、毎週土曜日に行われる大学院の講義の出席と、自宅にある診療室に週二〜三日程度は来て診療を見学するように言われた。日本にいるときは基礎的な研究がほとんどで、新しい材料の開発に取り組んでいた私にとっては、ちょっと意外というか、拍子抜けのする内容であった。一応、日本での研究を踏まえて要求を出したのだが、「そういう内容は私はやっていない」の一言で、軽く却下された。そういう内容を望むなら、私が紹介する某教授のところを訪ねてみなさいとも言われてしまった。

パリの歯科医学校に毎日通うようになり、土曜日の講義以外することもないので図書館に行って本を借り、学生控室みたいなところで本を読んでいた。歯科の本だから、当然のことながらまあまあ理解できる。日本人は話すことは駄目でも、読むことにかけては立派な仏和辞典もあるので、何とかなる。

フランス語で書かれた歯科の本を読んでいると、フランスの歯科のレベルは日本とあまり変わらない。日本での臨床経験を思い出して読んでいると、フランス人学生が興味深そうに私のところに寄ってきて何やら話しかけてくる。彼らにとっては、外国人留学生は、そう珍しいものではないのだが、はるか東洋からとなると面白いらしい。

まずどこから来たのかと聞かれる。日本だと答えると、日本という名前はともかく、位置する場所は正確には分からないらしい。中国の近くと言える学生はよい方で、中には中国の一部ではないかとか、ず～っと東の方だから、トルコの隣かなどと、こちらの想像を超えた

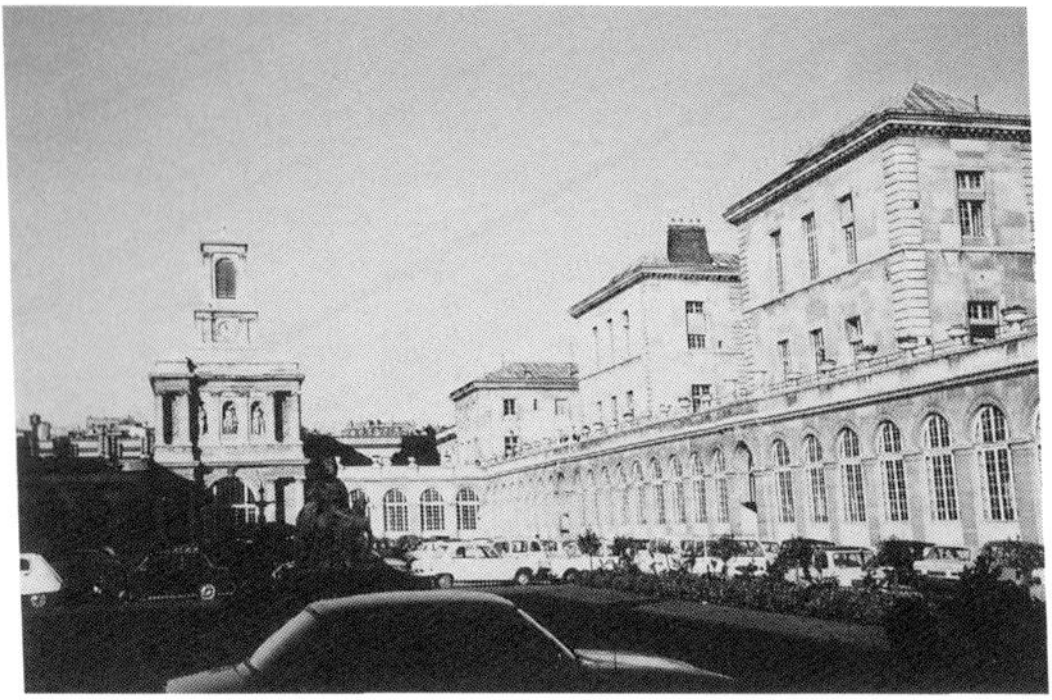

大学院の講義を受けたピチェ・サルペトリエール病院

質問も飛んでくる。まあ、大西洋には面しているものの、太平洋なんてのは見たこともないのだから仕方ないかもしれない。

ところが、日本の工業製品、とくにカメラ、オーディオ製品、テレビ、オートバイ(まだ車はヨーロッパにはほとんど輸出されていなかった)などの人気は高く、ニコン、キャノン、ソニー、ホンダ、ヤマハ、カワサキなどなど、フランス人学生の中からもポンポンと製品名が出てきた。池田勇人元総理大臣が一九六二年にヨーロッパに外遊したとき、トランジスタラジオのセールスマンみたいだと時のドゴール大統領にからかわれたらしいが、まさに日本が発展途上国で懸命に海外に輸出を図っていた証でもある。

土曜日の講義は六区にあるピチエ・サルペトリ

エール病院の中の講堂で行われたが、なかなか面白かった。面白かったというのは、講義を理解したということではなく、フランス人学生と一緒に勉強できるのが面白かったのである。すでに歯科医の免許を持っている学生が対象で、いわば大学院博士課程の講義であった。歯科補綴《ほてつ》学という分野の講義なのだが、三〇人程度の学生が一緒に受講し、外国人留学生は私だけだった。ただ、外国人留学生といっても講師は容赦をしてくれない。

授業は午前九時から三時間なのだが、毎回最初の三〇分間にいろいろなテストを行う。例えば、「取り外し式の入れ歯とブリッジの、それぞれの特徴と違いについて述べよ」、「入れ歯の材料について述べよ」などなどである。これを二〇分くらいで書き上げなくてはならない。もちろん、自慢ではないがほとんど何も書けない。それどころか、最初の頃は、講師が早口で言う問題すら理解ができない。黒板に書いてくれるわけではないので、どんな問題が出されたのかも分からない。

そこで、みんながいっせいに書き始めたころ、私はのこのこ立ちあがって、教壇の前に行き、ひそかに講師に、「今日の問題は何ですか？」と問う。講師も、さすがに仕方がないかという顔をして、今度はゆっくりとしゃべってくれる。そ〜か、そういう問題なら訳はないぞと頭で考える。しかし、悲しいかな、まずは日本語で考えるから、さあ書こうと思った時にはタイム・オーバーである。

翌週、採点されたものが返される。二〇点満点で、成績の上位の者が二人、ある時は三人、模範解答として本人が朗読する。何を言っているのか分からないが、きっと理路整然とした回答なのであろう。私の点数はというと、これが情けないことに点数外、あるいは評価外とでもいうようなことが書かれている。つまり、君の解答（といってもほとんど白紙に近い）では、残念ながら一点も上げられないよというわけである。

こういうことが、七～八週も続いたであろうか？　やっと問題が聞き取れるようになってきて、ある日、自分が日本の大学院で研究していたことに近い内容の問題が出された。「差し歯に使うプラスチックの利点と欠点、それと欠点を改善する試みについて述べよ」というものである。やったー！たまにはいいこともあるぜとばかり、いきなり書き始めた。自分としては、かなり快調に書きまくったと思ったが、まあ、それでもフランス人学生の三分の一にも満たない。

次回、答案用紙の返却を楽しみにしていたが、なんとそこには、大幅に進歩したと書いてあった。しかしそれでも、一点にもならない点数外である。一年間くらい通って、点数を取れたのはわずか二回、それも三点、五点という状態であった。実に厳しいものである。

教授の自宅の診療室には、最初の一年間、結構こまめに通った。教授が診療するのを脇からじっと見ているのである。なかなかこれも面白かったが、所詮見学だけというのはつまらないものである。やがて、生意気にも飽きてしまって、技工室で歯科技工士さん達と世間話に興じる。まあ、世間話といっても、フランスと日本のそれぞれの歯科事情の比較である。

大体、フランスの歯科技工士さんは日本の事情なんて知らないから、自分の作ったものを見せては得意げに、「こんな技術、日本にもある？」なんて聞いてくる。冗談じゃないぜ、技術大国日本だぞ、そんな歯科技工士学校の学生でもできること当り前じゃないかと、半ば憤りながらも笑顔で、「ええ、もちろんです」と答える。すると、その歯科技工士さん、びっくりしたような顔をして、「そういう技術の教科書って、英語で書かれているの？」なんて聞いてくる。

つまり、留学生を送ってくる程度の国が、母国語で書かれた歯科の教科書なんかあるはずがないと考えているらしい。

こちらが、「もちろん日本語で書かれていますよ」なんて答えると、さらにびっくりした顔をする。四〇年以上も前なんて、残念ながら日本への理解はこの程度だったにすぎない。

七　もしかして、これはフランス政府の深謀遠慮？

何だかんだ言いながらも留学の二年目を迎えた。いろいろと体験できたが、正直いって形として得たものは何もなかった。博士課程に進んでいたが、博士号の取得は一〇年以上フランスにいて初めてもらえるくらい難しい代物らしい。早々にあきらめた。次の目標として、何とか論文の一つでも書いてフランスにいた証とすることを考えた。しかし、私のように臨床の先生のところでの見学が関の山だと、これも簡単にいかないこともわかった。

やれやれ、こうなればフランスでなければ学べないものを勉強してみようと思い立った。それからは必死に図書館通いをしていろいろな雑誌をあたってみた。そうすると、どうやらインプラントが結構先に進んでいることが分かった。その中でも、C教授がフランスインプラント界のリーダーらしい。

何とか、このC教授にあって話を聞かせてもらいたいものと考えた。いきなり電話しても、たどたどしいフランス語を話す日本人学生に会ってくれるとは思わなかった。そこで、図々しくも、先のR教授に、間を取り持ってくれることをお願いしてみた。そうすると、R教授、嫌な顔をするかと思いきや、そうか、それなら私が電話をしておいてやると言ってくれた。

まさに案ずるより産むがやすしの結果となった。

数日後、オペラ通りにある、C教授の診療室を訪れた。このときのインタビューの模様は日本の歯科雑誌に掲載する予定であったので、テープに録音することはもちろん、広島大学から留学生として来ていたS君の助けを借りることとなった。S君はフランス文学専攻で、かのマルセル・プルーストの研究者であり、幸いなことに二か月前から日本館の同じ部屋の同僚であった。

C教授の診療室は、これが歯科のオフィスかと思う程の立派な構えで、待合室に相当する応接間は、中世の貴族の館の一室の様であった。圧倒される思いで、S君と小さくなっていた。そこに現れたC教授、意外や意外、気さくなおじさんという感じで、私たち二人をよく来たという感じで出迎えてくれた。このC教授とは、その後、長い間、家族ともどもお付き合いを頂き、来日して講演会を開いた折には、たどたどしいながら通訳をして日本全国を廻った。思えば不思議な縁である。

挨拶もそこそこに早速にインタビューに入った。用意してきた質問を、フランス語が堪能なS君に代読してもらい、C教授に答えてもらった。次々と出す質問にも嫌がらず、教授は熱心に答えてくれたが、正直なところ分かるところと分からないところがあり、同じような

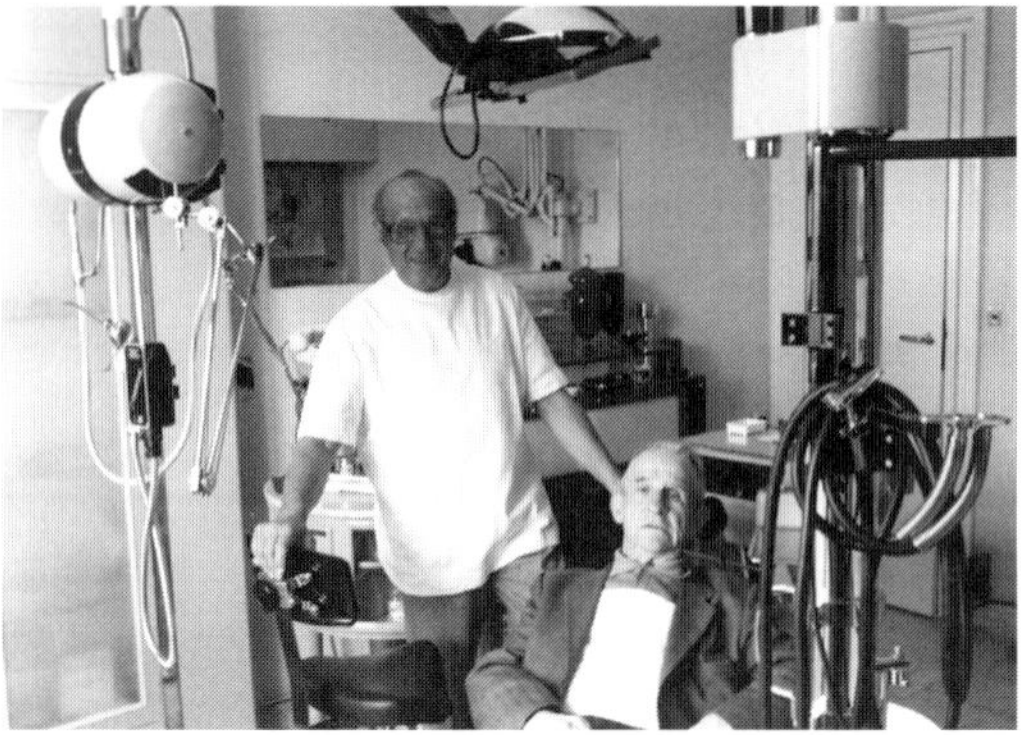

インプラントを勉強させていただいたC教授

質問も繰り返していたようだ。

さて、教授のインタビューは、教授の気さくな人柄のお陰で取り敢えず無事終了したが、大変なのはそれからであった。二人で部屋に帰り教授の答えのテープ起こしを始めた。直接聞いた時には分かったような感じだったが、細かく分析するとあまり理解していなかったことがよく分かった。私は、大まかな様子がつかめればよいと思っていたのだが、そこは仏文専攻のS君、全文をそのまま書き起そうとする。

なかなか進まなかったが、そのうち、何か面白そうなことをやっていると留学生仲間が数人集まって来た。東大の数学科のI先生、同じく東大工学部のK君、フランス文学専攻のU先生などなど。そうそうたるメンバーがそろったが、何しろ歯科の知識は私しか知らないから、皆がフランス語を聞きとっては、こう言っているように感じるが、これで意味が通じるかと聞いてくる。

テープ起こしは夜遅くを通り越して、明け方近くまで続いた。お陰で立派なインタビュー記事ができたことはいうまでもない。まだ、日本にインプラントが普及する前だったので、多くの読者の興味を引いたことを後から聞かされた。

このインタビューが縁で、C教授のところへは何度か見学に行かせてもらった。手術があるときには、前日に電話がかかってきて、どこどこ病院に朝八時に来いとか、自分の診療室に来いなどという誘いが多くあった。有難いことではあったが、急な話も多く正直と惑うことも多かった。手術室では、いろいろと説明してくれるので大いに勉強になったことはいうまでもない。催眠術をかけて患者さんを眠らせ、そのまま親知らずを抜歯してしまうなんて芸当も見せてくれた。

日本に帰国し、ふたたびフランスに訪れるときには必ず寄らせて頂いた。芝居にも食事にも連れて行ってもらい、本当に親身になって面倒を見てくれた。残念ながら、九〇歳を超えて亡くなったが、日本のインプラントの進歩に大きな足跡を残してくれたのは間違いない。

パリに来てから、研修よりも何より私を魅了したのは、パリの美しさである。整然とした街並み、中世からの建物のたたずまいの見事さ、美しく整備された公園と森、そして、行きかう人々。まずは一年もしないうちにすっかりパリの虜になってしまった。

私事だが、二年目の研修が始まるころ、パリで結婚式を挙げた。こう言うと、「オッ！　青い目の嫁さんか？」なんて冷やかされるし、現にそう思い込んでいた後輩たちも多くいた。もちろん、カミさんは純粋の日本人である。残念ながら、私のようなたどたどしいフランス語では、到底マドモワゼルを口説くことはできない。フランスではどんなに立派な意見を持っていても、また明晰な頭脳を持っていても、きちんと話すことができない人は評価されない。したがって、私たち日本人の多くは口下手の故に、というより語学の貧困さゆえにあまり評価されていないのは大変残念なことである。

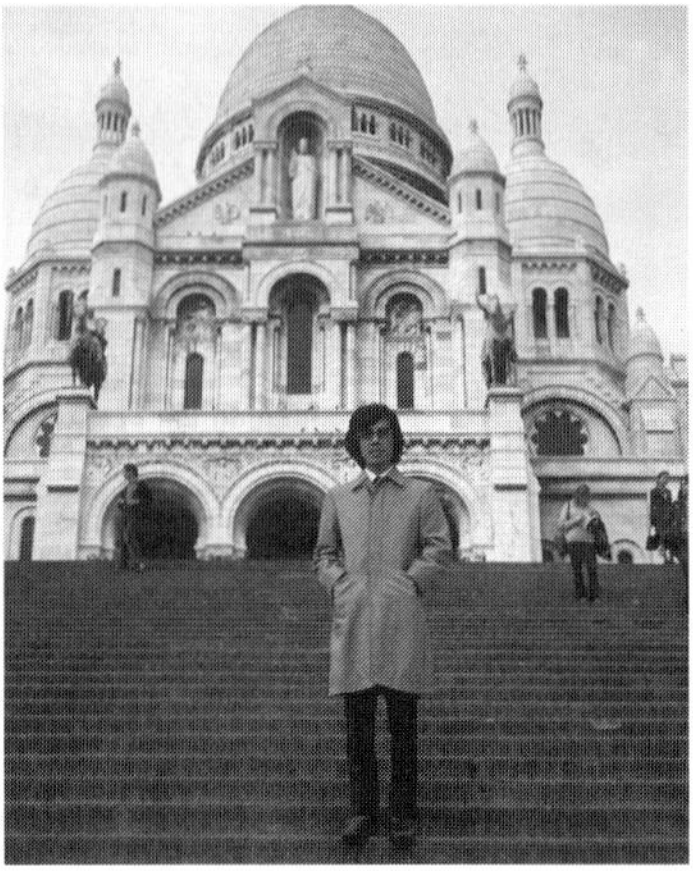
聖書の勉強に通ったサクレクール寺院

さて、日本から到着したカミさん、と

いってもまだ結婚式も挙げていないから、いうならば婚約者と結婚式を挙げることになった。結婚式を挙げるには、それなりに教会に行かなくてはならないと思ったが、それでも、はいそうですか、どうぞ、どうぞなんて言ってくれる親切な教会はない。そこで、知り合いのつてで、日本語が分かるサクレクール寺院の神父様を紹介してもらった。

早速、モンマルトルの丘の頂上に悠然とそびえるサクレクール寺院を訪ね、T神父にお目にかかった。大聖堂の祭壇のわきを潜り抜け、普段神父様達がいる執務室に行き、話をした。

「実は、私たち結婚したいのですが」と日本語で話しかけると、

「ソレハスバラシイ！　オメデトウゴザイマス、カミサマニカンシャシマショウ」と、フランス人特有のアクセント、ちょうど、日本にいるフランソワーズ・モレシャンさんの日本語をさらに分かり難くしたような感じで答えてくれた。その後に続けて、「デモ、カトリックデシキヲアゲルノナラ　ベンキョウシナクテハナリマセン」とのことだった。

カミさんは一応、幼児洗礼なるものを受けていて、マリアという洗礼名も持っていたので、まあまあよかったのだが、私は純粋な無宗教論者。というより、宗教なんか考えたこともなく、ある時は仏教徒として葬式に参加し、正月は神棚に向かって家内安全を誓う、もちろんクリスマスにはにわかキリスト教徒になる、いわば標準的？　な日本人であった。

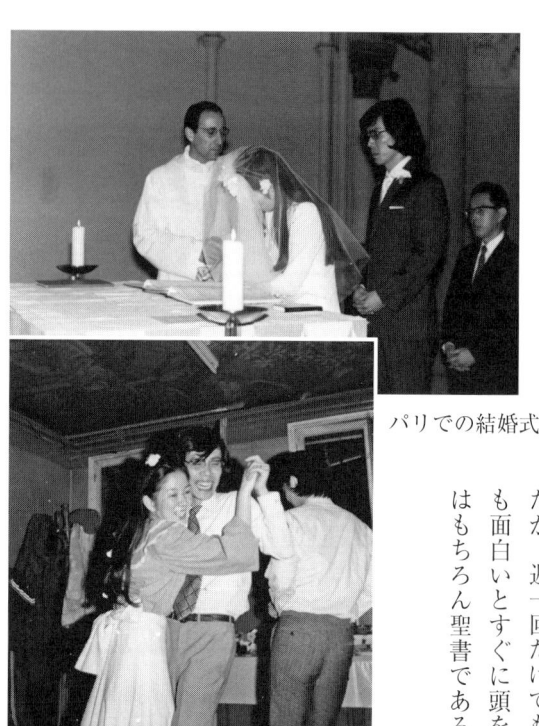

パリでの結婚式

結婚パーティは夜更けまで続いた

やれやれ面倒なことになった。しまったと思ったが、週一回だけでもキリスト教を勉強できるのも面白いとすぐに頭を切り替えた。渡された教材はもちろん聖書である。その中のコリント人への手紙に書かれている、愛とか夫婦に関する部分を二人で朗読し、その後にT神父の解説が入るという具合である。

「フウフニトッテタイセツナコトハアイデス」と、どこで文章を切って聞いたらよいのか、聞いていてもよく分からないので、もちろん解説もよく理解できない。何度も聞き返しては失礼かと思ったし、どっちみち聖書に書いてあることだから、後でまた読めばいいやとばかりにそのまま進めた。

こんなことをいつまで続ければ私は許しを得られるのか、まるで罪深き人の心境であったが、神父様に言わせれば、「キリストキョウノ　キョウギヲ　リカイスルマデ」である。やれやれ、いつまで続くことやらと思った三か月後、ついにT神父が、それでは結婚式をあげましょう、どこに住んでいらっしゃいますかと聞いてきた。

フランスでは、自分の住んでいる地区の教会で式を挙げることになっているらしい。何だ、サクレクール寺院ではないんだとちょっとがっかりしたが、いずれにしても結婚式を行う場所が、その時はじめて分かった次第である。私たちが住んでいた六区の、パリで最も長い道として知られるヴォージラール通りにあるノートルダーム・デザンジュという教会であった。何とその教会は私たちのアパートから隣の隣の建物の中にあった。

結婚式の場所と日程が決まっても、二人とも式服なるものは持っていなかった。幸いにも、カミさんは、先にパリで結婚式を挙げていた精神科医のS先生の奥様から、その時使用した

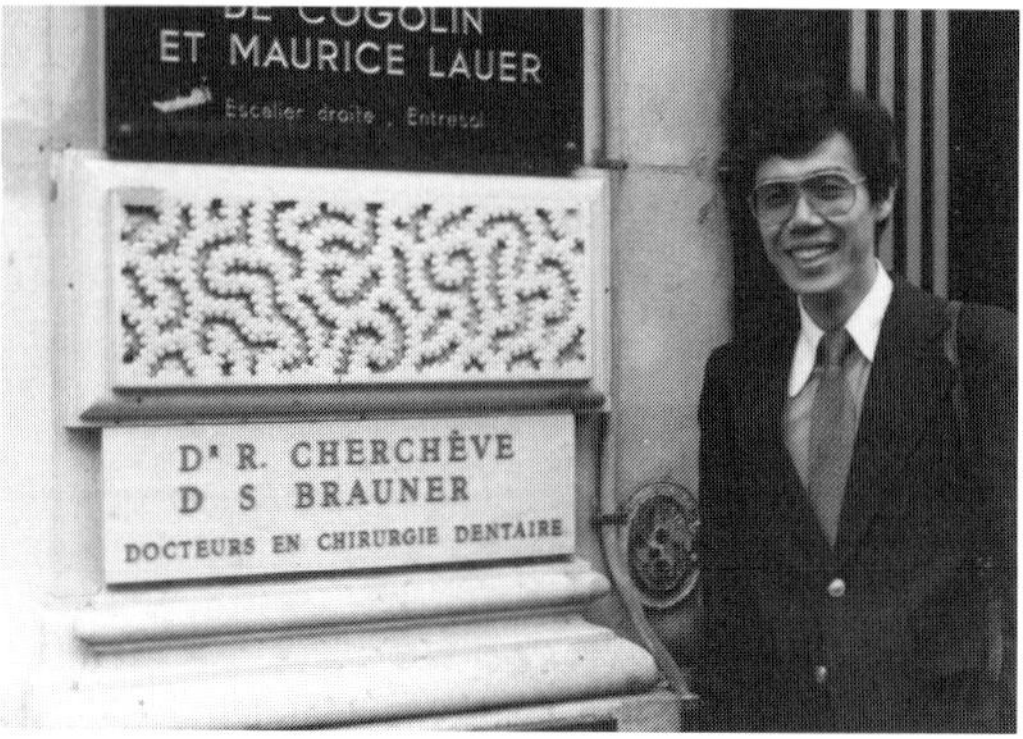

オペラ通りに面した診療所

ウェディングドレスを借り、私は東大のK先生のダークグレーの背広を借りて式に臨むことにした。

お陰さまで多くの知人、友人に囲まれ、幸せな式を挙げることができたのはいうまでもない。かのT神父は結婚式を取り仕切るのは初めてであったらしく、かなりの緊張、かなりの危ない司祭ぶりであった。日本語で仕切ってくれたのだが、参列者の誰一人、それが日本語とは気がつかなかったらしい。後で、「そういえば、日本語らしいフランス語だと思ったよ」といった位である。

ともかく、留学生生活を続けながら、結婚生活もスタートした。勉強の合間にフランスでの生活を大いにエンジョイしたのはいうまでもないが、次第に、恥ずかしながら生活をエンジョイする合間に勉強するようになってしまった。エンジョイといってもお金はない貧乏生活であるから、食事などはほとんど自宅でとった。カミさんに言わせれば、何だか私は「おさんどん」として呼ばれたみたいと不平を言っていたが、確かにそう言えなくもない。

美術館にも、映画にもよく行った。そして、散歩もパリ中の町を廻ったといっても過言ではない。それだけ、どこを歩いても美しい町である。もちろん、パリを起点にヨーロッパの各地も随分と訪れた。

私の青春の一部、というより大部分を形作っているフランス留学生活は、二年半の歳月で終わりを告げたが、それ以来、フランスの虜で、ファンになってしまったのは言うまでもない。身につける衣服の多くがフランス製となり、ワイン、フランス料理は自分の生活に欠かせないものとなってしまった。

帰国してからもフランス関係の記事には必ず目を通す。サッカーのワールドカップやオリンピックを見ていても、知らず知らずにフランスを応援している自分に気が付くし、政治問題にしても、とかくフランスの肩を持った考え方になっている。もちろん、長期間休みが取れれば、真っ先にフランスに行く計画を立てる。

希望と期待と不安を胸に、羽田を旅立ってから四〇年以上も経ったある日、フランスのプロバンスを真似て作った自分の部屋のソファーに座り、楽しかった留学生活を思い出しながら、フランスワインを傾けていた。二年半にわたる留学生活に対して、留学生にはほとんど何の代償も求めず、ただただ、わずかとはいえお金をくれ続けていた。それにしてもフランスは寛大な国よと思った。

その瞬間、ムムッ！　待てよ、なんで自分はこんなにフランスのファンになっているんだ？もしかしたら、これはフランス政府の深謀遠慮なのではないかと気が付いた。二〇代半ばの多感な若者にわずかなお金を与えて留学生活を送らせ、フランスの素晴らしさを存分に味合わせた上で、最終的にはフランスの熱烈なファンで、よき理解者にもさせる。

う〜ん、謀られたか！

あとがき

長い間、懸案としていた「歯科医つれづれ記」をやっと一冊にまとめることができた。私にとっては望外の喜びであり、応援して下さった方々には心よりお礼を申し上げたい。

五〇編を改めて読み直してみると、これは歯科医と患者さんの間に立って、両者をつなぐ架け橋のつもりで書いていたのかな、と今さらながら思った。それで本書のタイトルを「歯科医と患者の架け橋に―歯科医つれづれ記―」とすることにした。

臨床を重ねていく中で、患者さんの多くが不安そうな目で私の説明を聞いているし、なかなか理解してくれない患者さんにイライラしている自分にも気が付く。両者がお互いをもっと理解し合って共通の認識を持てば、治療結果はおのずとよくなるに違いない。書いているときには気が付かなかった思いが、まとめてみることで浮かび上がってきたようだ。

今、日本の歯科医療は危機に瀕している。現行の保険制度の下では、患者さんのためを思って無駄な治療を避け、侵襲を抑えた治療などを行えば収入には結びつかない。いきおい、やらなくてもよい診療に走ることもある。本書を紐解くことによって、歯科医は歯科医としての矜持を捨てることなく、患者さんは患者さんとして最低限の基本知識を理解して、お互いが納得のいく歯科医療を進めて頂ければと考えている。
本書をまとめるにあたって、多くの方々の協力と激励を頂いたが、とくに「歯科医つれづれ記」読売新聞連載の労を執って下さった渡辺勝敏氏、また出版に際して多くの助言、ご配慮を頂いた一般財団法人 口腔保健協会の藤沼　聡氏に心より感謝を申し上げたい。

二〇一四年一〇月

安田　登

イラスト＝高津彩香

OH ブックス 13

歯科医と患者の架け橋に
―歯科医つれづれ記―

2014 年 10 月 30 日　初版 1 刷発行
著　者　安田　登
発　行　一般財団法人 口腔保健協会
〒177-0003　東京都豊島区駒込 1-43-9
電話　(03) 3947-8301
振替　00130-6-9297
http://www.kokuhoken.or.jp/
印　刷　三報社印刷
製　本　愛千製本

乱丁・落丁の際はお取り替えいたします.

ISBN978-4-89605-305-0